中国医学临床百家·病例精解

首都医科大学附属北京地坛医院

感染相关神经系统疾病
病例精解

金荣华 ◎ 总主编

黄宇明　冯恩山 ◎ 主　编

U0333122

科学技术文献出版社
SCIENTIFIC AND TECHNICAL DOCUMENTATION PRESS

·北京·

图书在版编目（CIP）数据

首都医科大学附属北京地坛医院感染相关神经系统疾病病例精解 / 黄宇明，冯恩山主编. —北京：科学技术文献出版社，2024.4
ISBN 978-7-5235-1177-0

Ⅰ.①首…　Ⅱ.①黄…　②冯…　Ⅲ.①神经系统疾病—感染—病案　Ⅳ.① R741

中国国家版本馆 CIP 数据核字（2024）第 029046 号

首都医科大学附属北京地坛医院感染相关神经系统疾病病例精解

策划编辑：蔡　霞　　责任编辑：吴　微　　责任校对：张　微　　责任出版：张志平

出　版　者　科学技术文献出版社
地　　　址　北京市复兴路15号　　邮编　100038
编　务　部　（010）58882938，58882087（传真）
发　行　部　（010）58882868，58882870（传真）
邮　购　部　（010）58882873
官 方 网 址　www.stdp.com.cn
发　行　者　科学技术文献出版社发行　全国各地新华书店经销
印　刷　者　北京虎彩文化传播有限公司
版　　　次　2024 年 4 月第 1 版　2024 年 4 月第 1 次印刷
开　　　本　787×1092　1/16
字　　　数　155千
印　　　张　14.25
书　　　号　ISBN 978-7-5235-1177-0
定　　　价　128.00元

首都医科大学附属北京地坛医院病例精解

编委会

总 主 编 金荣华

副 主 编 陈效友　杨志云　李　鑫　蒲　琳

学术顾问 范小玲　郭利民　李兴旺　刘　庄　孙静媛
　　　　　　王融冰　赵玉千

编　　委 （按姓氏笔画排序）

王　宇　　王　鹏　　王宪波　　王彩英　　牛少宁

毛菲菲　　冯恩山　　邢卉春　　伦文辉　　向　攀

刘庆军　　刘景院　　关春爽　　江宇泳　　孙挥宇

纪世琪　　李　丽　　李　坪　　李常青　　李新刚

杨学平　　吴　焱　　吴其明　　宋毓青　　张　伟

张　瑶　　陈志海　　陈京龙　　周新刚　　庞　琳

赵红心　　赵昌松　　郤桂菊　　段雪飞　　黄宇明

蒋　力　　程　灏　　谢　尧　　谢　雯　　谢汝明

首都医科大学附属北京地坛医院
感染相关神经系统疾病
病例精解

编委会

主　编　黄宇明　冯恩山

副主编　许东梅　张　磊　梁　博

编　委（按姓氏笔画排序）

丁兴欢　丁杜宇　马　宁　马小扬　王　宁

王　芳　王小永　王永志　王建波　王凌航

师　璐　李风志　李务荣　李培亮　吴雅丽

宋沧霖　张　依　张　巍　张玉梅　陈世超

陈志海　苗　冉　郑博文　姜美娟　洪　韬

秦开宇　贾文清　高俊华　崔　健　寇　程

蒋荣猛

秘　书　丁杜宇

主编简介

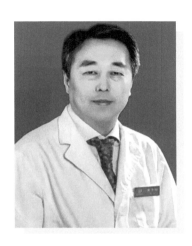

黄宇明

　　首都医科大学附属北京地坛医院神经中心主任兼神经内科主任，主任医师，医学学士。1991 年毕业于白求恩医科大学。曾于首都医科大学附属北京天坛医院神经内科从事临床工作 20 年。2004 年创建北京天坛医院癫痫中心，2010 年创建北京地坛医院神经内科，2017 年创立北京癫痫诊疗技术创新联盟，2021 年成立北京地坛医院神经中心。曾主持"十二五"国家 863 计划科研子课题 1 项，国家自然科学基金面上项目 1 项。

主编简介

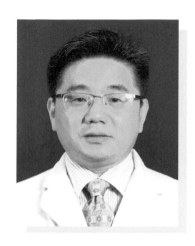

冯恩山

首都医科大学附属北京地坛医院神经中心副主任，神经外科主任，主任医师，医学博士。主要从事神经系统肿瘤及感染性疾病方面的相关研究。主要社会任职：中国医师协会神经修复学专业委员会青年委员、中国卒中学会复合介入神经外科分会常务委员、中国性病艾滋病防治协会艾滋病与机会性感染专业委员会常务委员、北京脑血管病防治协会感染性疾病与脑健康专业委员会常务委员等。

序　言

　　疾病诊疗过程，如同胚胎发育过程，在临床实践的动态变化中孕育、萌发、生长和长成。这一过程需要逻辑思维和临床推理，充满了趣味和挑战。临床医生必须知道如何依据基础病理生理学知识来优先选择检查项目并评估获得的信息，向患者提供安全、可靠和有效的诊疗。

　　患者诊疗问题的解决，一方面，离不开医生与患者面对面的沟通交流；另一方面，在以上基础上进行临床推理（涉及可清晰描述的、可识别的和可重复的若干项启发性策略），这一过程包括最初设想的形成、一种或多种假设的产生、问诊策略的进一步扩展或优化，以及适当临床技能的应用，最终找到病症所在。

　　以案为思，以案促诊。"首都医科大学附属北京地坛医院病例精解"丛书中的每个病例都按照病历摘要、病例分析和病例点评进行编写。读者从中可以了解到在获得病史、体格检查信息后，辅助检查项目和诊断措施在每个病例完整资料库的构建中各自所起的作用和相对的价值。弄清主诉的细节，决定哪些部位和功能需要检查，评估所得到的信息，并决定还需要做些什么。书中也有部分疑难病例给出了大量的病症确诊技术应用实例，而这些技术正是临床医生应该带入临床思维活动中并学会选择的。病例分析和病例点评呈现的是临床医生的逻辑思维与积累的临床经验的融合及应用，也包括新技术的应用和对疾病的新认知，鼓励读者在阅读每个案例后提出自己的逻辑推理，然后与编者的逻辑相比较，以便提升自己的诊疗技能，尽可能避免使用不必要的诊断措施。

　　"地坛人"与传染病和感染性疾病的斗争历经 76 载风雨，医院由单一的传染病科发展成为集防、治、保、康为一体的大型综合医院，以治疗与感染和传染相关的急、慢性疾病为鲜明特点，在临床诊疗中积累了丰富的病例资源。本丛书各分册编委会结合感染性疾病和本学科疾病谱特点，力争展现在诊疗中如何获得并处理患者信息，正确使用临床诊断技巧，得出合理、可信的诊断结论，制订诊疗计划，关注患者结局，提升患者就医体验和减轻患者疾病负担。以丛书形式出版旨在体现临床学科特点，与广大同人分享宝贵经验，拓展临床思维，提升诊疗水平，惠及更多的患者。

　　本丛书的编写凝聚了首都医科大学附属北京地坛医院专家们的智慧，得到了密切合作的兄弟医院专家们的大力支持与帮助，在此表示衷心的感谢。由于近年来工程科学与计算和信息科学进一步结合，推动了生命科学和生物技术的发展，新技术、新材料、新方法不断涌现，加之临床思维又是一个不断精进的过程，而我们也受知识所限，书中若有不足之处，诚望同人批评指正。

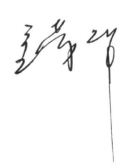

2023 年 12 月于北京

前　言

　　随着国内外卫生条件的进步，感染性疾病的发病率逐渐降低，更多表现为轻型或不典型病例，同时一些少见和特殊感染病例时有冒头，给临床诊断带来了挑战。尤其在一些非传染病专科医院，医生相关经验较少，更容易出现误诊、漏诊的情况。

　　首都医科大学附属北京地坛医院神经内科和神经外科是医院由专科医院向综合性三级甲等医院转型之际成立的科室，科室骨干均在国内著名三甲医院神经内科和神经外科工作多年。科室除了开展神经科常见病、多发病及神经危重症的诊疗外，同时还擅长传染性疾病合并神经系统疾病的救治，且部分病种实现了专病门诊及专属病床，以服务全国各地的患者。

　　2021 年，首都医科大学附属北京地坛医院成为国家传染病医学中心主体医院，为了实现国家层面的功能定位，我院神经内科和神经外科共同成立了神经中心，目前神经中心拥有床位 100 余张，含神经重症监护病房床位 10 张，医师 32 名，技师 7 名，护士 43 名；其中高级职称 17 名，博士后 1 名，博士 5 名，博士在读 9 名。下设神经肿瘤、脑血管病、神经重症、脊髓脊柱、神经梅毒、功能神经系统疾病、运动障碍性疾病、神经系统脱髓鞘、神经康复等亚专业。神经中心医疗设备先进，拥有眼震电图、视频脑电图、肌电图等检查设备，眩晕治疗仪及各种神经功能康复设备，手术显微镜、术中超声、神经内镜、电生理监测、脑血管造影、术中导航等开颅及介入手术设备。

　　神经中心成立后，更加积极推动与感染中心、肝病中心等科室的交流合作，联合影像科、超声科、病理科等推动多学科诊疗模式；在外科手术方面，制定了感染相关中枢神经系统疾病的术前准备、评估，术中操作、防护及术后患者的治疗、管理方面的流程和准则，为临床工作保驾护航。

感染相关神经系统疾病病例分册共呈现了 30 个病例，按病种排列，介绍了 HIV、梅毒螺旋体、结核分枝杆菌、隐球菌、布氏杆菌、朊病毒、寄生虫等特殊感染造成的神经系统疾病，也收录了部分神经系统疾病伴发感染的复杂病例。

具体临床实践中的少见病、疑难病，患者就是最好的老师。首都医科大学附属北京地坛医院作为传染病专科医院，神经中心聚集了一些其他综合医院少见的神经系统感染及伴发特殊感染的神经系统疾病。这些临床资料、诊治经验都是非常宝贵的财富。真实场景下，患者的疾病可能并不像教科书那样典型、完美，诊疗过程可能不是那么顺遂，甚至走了弯路，但这些不典型、不完美、不顺遂同样具有重要的意义。通过真实病例的整理总结、回顾分析，观察患者的临床表现、诊疗经过、转归预后，展现疾病的发生发展过程，可以提高大家对于此类疾病的认识，在神经科医师遇到一些疑似感染案例时，能够开阔思路，了解哪些检查手段或者治疗手段能够帮助我们，同时在已有的诊治过程中发现容易被忽略的线索，切实为临床工作提供助益。同时，书中也分享了我们中心对于一些目前尚未有定论的治疗方案的探索，比如脑膜炎患者的腹腔分流术、肝硬化失代偿期患者的抗凝和抗血小板治疗、神经梅毒夏科关节病的穿刺放液等，希望能为同道提供一些可能有益的参考。

本书的成书，要非常感谢首都医科大学附属北京地坛医院领导的重视和支持，是他们为我们提供了这样一个共同学习的机会；也非常感谢神经中心所有的同事，大家搜集资料，反复推敲修改，呈现了精彩纷呈的内容；还要感谢为病例进行点评的各位专家的鼎力相助！由于编者水平和时间所限，错误之处在所难免，希望同行批评指正。

目　录

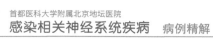

病例 1
艾滋病相关原发性中枢神经系统淋巴瘤的外科治疗

病历摘要

【基本信息】

患者男性，60 岁，主因"记忆力下降 2 个月，行动、言语迟缓及发热 1.5 个月"入院。

现病史：患者 2 个月前无明显诱因出现远期记忆力下降，未重视。1.5 个月前出现行动、言语迟缓，伴有嗜睡，呈进行性加重。无头痛、头晕，无恶心、呕吐，无视物模糊，无性格、智力改变，无肢体抽搐及活动障碍。就诊于当地医院，行头颅增强 MRI 显示右额占位性病变。入院后出现发热，最高达 38.8 ℃，化验发现 HIV 抗体阳性，确诊艾滋病并启动抗病毒治疗 [富马酸替诺福韦二吡呋酯（TDF）＋拉米夫定（3TC）＋依非韦伦（EFV）方案]、增强免疫力治疗后体温降至正常水平。现患者为求进一步诊治颅内病变，特来我院门诊，以"颅内占位性病变"收入院。患者自发病以来精神弱，饮食可、睡眠增多，腹泻，小便正常，体重未见明显下降。

既往史：平素健康状况一般。否认高血压、冠心病、糖尿病病史，否认其他传染病病史，否认食物、药物过敏史，否认手术、外伤史。

个人史：生于河北省沧州市，于沧州市某医院从事护工工作，中学文化程度，无地方病疫区居住史，无传染病疫区生活史，无冶游史。否认吸烟史，否认饮酒史，已婚已育，育有 1 女，配偶及子女均体健。

【体格检查】

体温 36.2 ℃，脉搏 89 次 / 分，呼吸 20 次 / 分，血压 141/93 mmHg，身高 168 cm，体重 75 kg，体表面积 1.78 m²。神经系统查体：神志嗜睡，呼唤睁眼，言语迟缓，查体欠合作。双侧瞳孔等大等圆，直径 2 mm，对光反射灵敏，双侧眼球各方向运动良好，左右面纹对称，示齿口角无歪斜，咽反射灵敏，伸舌居中。四肢肌力、肌张力正常，共济运动稳准。生理反射正常引出，双侧 Babinski 征阴性，颈强直阴性。

【辅助检查】

头颅增强 MRI（术前）：右额叶混杂信号肿块，直径约 4.5 cm，中心可见大片 T_1WI 高信号，DWI、SWI 边缘斑片状低信号，周围可见大片 T_2WI、FLAIR 高信号，增强扫描肿块边缘不规则强化，邻近硬脑膜强化，周围大片水肿带未见强化。左侧小脑半球可见 T_1WI 低及 T_2WI 边缘低、中心高信号，DWI、SWI 边缘可见斑片状低信号，周围白质可见水肿带，增强扫描可见斑片状强化。右侧侧脑室前角受压，中线结构左偏。结论：右侧额叶、左侧小脑半球占位病变，淋巴瘤？

血液化验（术前）：HIV 抗体、HIV-1 P24 抗原阳性（ELISA），HIV RNA 10 580 copies/mL，CD4$^+$T 淋巴细胞 46 cells/μL，EB-IgM 阴性，EBV DNA 1.95×10^5 copies/mL，TPPA 阳性，TRUST 阴性，TOX-IgM、TOX-IgG 阴性，CMV DNA 1460 copies/mL。

常规病理（术后）：镜下见少许脑组织，可见多量肿瘤细胞弥漫浸润，伴大片坏死，结合免疫组化染色剂 FISH 结果，符合高侵袭性 B 细胞淋巴瘤，考虑为弥漫性大 B 细胞淋巴瘤（非生发中心来源）。免疫组化结果：Vimentin（＋），AE1/AE3（－），Ki-67（40%＋），Oligo（胶质细胞＋），GFAP（胶质细胞＋），Desmin（－），Mum-1（＋），CD138（－），CD3（－），CD20（＋），C-MYC（5%），Bcl-6（－），Bcl-2（40%＋），CD10（－），CD7（－），PAX-5（＋），CD79a（部分＋）。分子原位杂交结果：EBER（＋）。分子 FISH 结果：C-MYC、Bcl-6、Bcl-2 均未见异常。

【诊断及诊断依据】

诊断：颅内占位性病变（额叶 右，小脑 左）；原发性中枢神经系统淋巴瘤（primary central nervous system lymphoma，PCNSL）；艾滋病；梅毒。

定位诊断：患者颅高压表现明显，意识障碍呈进行性加重，伴有记忆力下降及行动、言语迟缓，影像学发现额叶巨大占位性病变，伴中线移位，病灶部位与临床表现相符。

定性诊断：患者系 HIV 感染者，病毒载量高，CD4$^+$T 细胞计数低于 50 cells/μL，免疫功能严重受损，且合并 EB 病毒感染。颅内多发占位，额叶病灶直径 ＞ 4 cm，结合其影像学特征（T$_1$ 高信号、

T_2 低信号、DWI 略低信号、SWI 病灶内多发低信号提示微出血灶、增强扫描病灶边缘不规则强化），首先考虑 PCNSL 诊断。病理证实为弥漫性大 B 细胞淋巴瘤，EBER（＋）。完善胸腹盆腔 CT（或全身 PET）、骨髓检查、裂隙灯双眼检查、睾丸检查（男性）后，排除系统性淋巴瘤和眼同时受累，诊断为 PCNSL。

【治疗经过】

入院后完善相关检查，患者颅内病变考虑 PCNSL 诊断，无明显手术禁忌证后于全身麻醉下行额外侧入路颅内占位切除术，手术顺利，额叶病灶完整切除，术后病理考虑为弥漫性大 B 细胞淋巴瘤。患者 PCNSL 诊断明确，CD20（＋），继续抗病毒治疗，同时给予大剂量甲氨蝶呤（high-dose methotrexate，HD-MTX）联合靶向免疫治疗（MTX 3.5 g/m² 5.5 g 24 h 持续输注＋利妥昔单抗 375 mg/m² 690 mg，期间给予亚叶酸钙解毒）的诱导治疗，两周 1 次，共 4 个周期，HD-MTX 巩固治疗 6 次。

【随访】

术后 1 周头颅增强 MRI 提示右侧额叶病灶完整切除，小脑病灶较前略增大。患者记忆力减退及行动、言语迟缓症状较前好转，无新增神经功能损伤，无癫痫发作，无中枢神经系统及切口感染。术后 3 个月头颅增强 CT 复查右侧额部病灶未见复发，左侧小脑病灶强化消失。患者经手术及术后化疗长期无进展生存，目前生存时间 320 天。患者头颅影像变化见图 1-1。

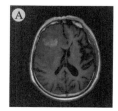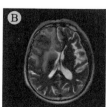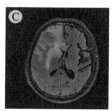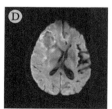

笔记

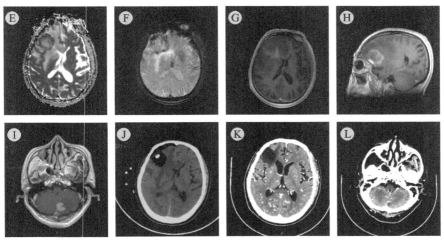

A ～ I. 术前头颅增强 MRI；J. 术后当天头颅 CT；K、L. 术后 3 个月头颅增强 CT 复查。

图 1-1　患者头颅影像

病例分析

PCNSL 是一种罕见的特殊类型的结外非霍奇金淋巴瘤（non-Hodgkin lymphoma，NHL），原发于脑、脊髓、眼和脑神经，年发病率为 0.5/100 000，占所有新诊断中枢神经系统肿瘤的 4%。艾滋病患者患 PCNSL 的风险显著增加，比一般人群增加了 3600 倍，5% ～ 10% 的艾滋病人群最终会发展为 PCNSL，且多为弥漫性大 B 细胞亚型，是最常见的艾滋病相关恶性肿瘤之一。

鉴别诊断：艾滋病患者中枢神经系统占位性病变多见于 $CD4^+T$ 淋巴细胞计数小于 200 cells/μL 的严重免疫抑制患者，其中弓形虫脑炎（toxoplasmic encephalitis，TE）和 PCNSL 发病率最高，但两者鉴别诊断相对困难，PCNSL 多累及胼胝体或者室周、室管膜周围区域，大脑白质以额叶最常受累，出现孤立和多发占位性病灶的概率差不多。病灶在 T_1 加权像上多为等信号或低信号，而在 T_2 加权像上可表现为低信号、等信号或高信号，DWI 上信号升高而 ADC 上呈低信号，增强通常不规则且不均匀，这不同于非艾滋病相关 PCNSL，其通常呈均匀增强。PCNSL 的患者多伴有 EB 病毒感染，推测其致瘤机制为 HIV 感染者体内 T 细胞破坏殆尽，导致含 EB 病毒的 B 细胞无法被清除，病毒自身核蛋白抗原诱导 B 细胞发生瘤变，对脑脊液进行 EB 病毒分析的敏感性为 80% ～ 90%，特异性接近 100%。TE 病灶通常多发，位于顶叶或额叶、丘脑或基底节，或者皮髓质交界区。尽管 TE 感染也有单个病灶的情况，但对于 > 4 cm 的孤立大病灶，更可能为 PCNSL。接近 90% 的患者出现环形强化，并且常见有占位效应的周围水肿，少数情况下，TE 可表现为弥漫性脑炎，不伴局部脓肿形成。存在弓形虫抗体（既往暴露）支持 TE 的诊断。

治疗分析：患者术前高度怀疑艾滋病相关 PCNSL，应尽早考虑诊断性活检取得病理诊断（金标准）。该患者颅内占位较大（45 mm），伴有中线移位（8.5 mm），呈团块样，位于非优势半球非功能区，且患者意识障碍呈进行性加重，有发生脑疝的倾向，急需降颅压治疗，手术切除病灶可达到快速减压的作用，为患者后续治疗赢得时间。同时，有研究表明，对于这种孤立性团块样病灶，手术切除相较于活检可提高患者无进展生存期和总生存期。基于此对该患者采用开颅额叶病灶切除治疗，术中患者额叶病灶全切除。术后病理证实术前诊断，PCNSL 病灶对放化疗高度敏感，20 世纪 90 年代前以单纯放疗为主，有效率近 100%，但患者多在 2 年内复发，且有较严重的神经毒性，毒性随着患者年龄和放疗剂量增加而增加，表现为记忆力下降、认知功能损伤、步态障碍、痴呆，目前一线治疗越来越少采用全脑放疗，现多以 HD-MTX 为基础的化疗方案结合抗病毒治疗为主。该患者采用 HD-MTX 联合免疫治疗后达到长期无进展生存。

病例点评

PCNSL 为侵袭性极高的肿瘤，未经治疗的患者总生存期仅为 1.5 个月，诊断延迟可造成严重后果，因此在患者就诊后应尽早考虑诊断性活检。该疾病对放化疗极度敏感，所以手术目的在于取得活检标本，切除病灶应尽量避免，仅限于占位效应引起急性脑疝时的快速减压手术。对于艾滋病相关 PCNSL，其 CD4$^+$T 淋巴细胞计数往往极低，短期内不能耐受化疗，部分病例可采用手术切除以达到充分减压的作用，配合抗病毒治疗，为其化疗争取足够时间。

（冯恩山　首都医科大学附属北京地坛医院）

【参考文献】

1. LI J，XUE M，LV Z，et al. Differentiation of acquired immune deficiency syndrome related primary central nervous system lymphoma from cerebral toxoplasmosis with use of susceptibility-weighted imaging and contrast enhanced 3D-T$_1$WI. Int J Infect Dis，2021，113：251-258.

2. WU S，WANG J，LIU W，et al. The role of surgical resection in primary central nervous system lymphoma：a single-center retrospective analysis of 70 patients. BMC Neurol，2021，21（1）：190.

（丁兴欢　整理）

笔记

病例 2
免疫功能正常艾滋病患者原发性中枢神经系统淋巴瘤

病历摘要

【基本信息】

患者女性，59岁，主因"头痛2个月，步态不稳10天"入院。

现病史：患者2个月前无明显诱因出现头痛，位于额颞部，呈持续性胀痛，夜间较重，未重视及诊治。近2个月来患者上述症状呈进行性加重，伴有恶心、呕吐，近期记忆力减退，呕吐物为胃内容物，无头晕，无视物不清，无感觉、运动障碍。10天前患者晨起后出现步态不稳，伴视野缺损及定向力障碍，无发热，无肢体抽搐，无意识障碍。就诊于我院门诊，行头颅增强MRI检查，提示胼胝体压部占位，门诊以"颅内占位性病变"收入院。患者自发病以来，精神弱，饮食差，睡眠可，大小便正常，体重未见明显下降。

既往史：平素健康状况一般。30 余年前曾患乙型病毒性肝炎，自诉已治愈。20 年前顺产时发生阴道撕裂，行阴道修补术，并给予输注异体血。后发现 HIV 感染，并规律抗病毒治疗（洛匹那韦利托那韦片 200 mg/50 mg 2 片每日 2 次、富马酸替诺福韦二吡呋酯片 300 mg 每日 1 次及拉米夫定 300 mg 每日 1 次）。否认高血压、冠心病、糖尿病病史，否认食物、药物过敏史。

个人史：生于河南省驻马店市，中学文化程度，职业不详，无地方病疫区居住史，无传染病疫区生活史，无冶游史。否认吸烟史，否认饮酒史，已婚已育。

【体格检查】

体温 36.5 ℃，脉搏 96 次 / 分，呼吸 20 次 / 分，血压 120/88 mmHg，身高 157 cm，体重 45 kg。神经系统查体：神志清楚，精神不振，言语流利，近期记忆力减退，定向力障碍，自主睁眼，查体合作。双侧瞳孔等大等圆，直径 2 mm，对光反射灵敏，双侧眼球各方向运动良好，右眼颞侧及左眼鼻侧视野缺损。左右面纹对称，示齿口角无歪斜，咽反射灵敏，伸舌居中。感觉对称无异常，双上肢肌力 5 级，双下肢肌力 4 级，四肢肌张力正常，双侧共济运动欠稳准。生理反射正常引出，双侧 Babinski 征阳性，颈强直阴性。

【辅助检查】

头颅增强 MRI（术前）：胼胝体压部见不规则团块影，稍长 T_1 混杂长 T_2 信号影，其内见小斑块状短 T_2 信号，病灶周围见不规则片状水肿信号，增强扫描病灶较明显强化，可见脐凹征、握拳征、蝶翼征；DWI 呈高信号；双侧侧脑室后角受压变窄。余颅内未见明显异常。印象：双侧顶枕叶、胼胝体压部占位病变，考虑淋巴瘤可能性大。

头颅 CT（术前）：胼胝体压部见以高密度为主的占位病变，其内多发小低密度区，病变周围见片状水肿影，双侧侧脑室后角受压变形。

血液化验（术前）：ALT 185.0 U/L，AST 146.4 U/L；乙肝五项 HBsAg（＋）、AntiHBs（－）、HBeAg（－）、AntiHBe（－）、AntiHBc（＋），HBV DNA 未检测到；HIV 抗体、HIV-1 P24 抗原阳性（ELISA），HIV 病毒载量未检测到，$CD4^+$ T 淋巴细胞 764 cells/μL，EB-IgM 阴性；TPPA 阴性，CMV-IgM 阴性，CMV-IgG 阳性，CMV DNA 阴性。

脑脊液化验（术前）：总细胞 16 cells/μL，白细胞 10 cells/μL，单核细胞（－），UCFP 32.3 mg/dL，GLU 4.49 mmol/L，Cl^- 123.5 mmol/L。

常规病理（术后）：少许脑组织中可见多量异型淋巴细胞浸润，结合免疫组化符合高侵袭性 B 细胞淋巴瘤（非生发中心来源），弥漫大 B 细胞淋巴瘤可能性大。免疫组化结果：Bcl-6（＋），CD10（－），CD3（T 细胞＋），CD20（B 细胞弥漫＋），CD45RO（散在＋），CD79a（B 细胞＋），Ki-67（80%＋），Mum-1（＋），PAX-5（B 细胞弥漫＋），Bcl-2（＋），C-MYC（60%＋）。分子原位杂交结果：EBER（－）。

【诊断及诊断依据】

诊断：颅内占位性病变（胼胝体压部，原发性中枢神经系统淋巴瘤）；艾滋病；乙型病毒性肝炎。

定位诊断：患者有颅高压表现及步态不稳、同向性偏盲、记忆力减退及定向力障碍，符合胼胝体压部受损表现，影像学证实胼胝体压部占位性病变。

定性诊断：患者病灶位于胼胝体，室管膜受累，为 > 4 cm 的孤

笔记

立大病灶，影像特征（CT 呈稍高密度；MRI 呈稍长 T_1 混杂长 T_2 信号影，病灶明显强化，可见脐凹征、握拳征、蝶翼征，DWI 呈高信号）符合 PCNSL，病理诊断证实为弥漫大 B 细胞淋巴瘤。该患者为 HIV 感染者，但其规律抗病毒治疗近 20 年，病毒控制良好，发病时血浆 HIV 病毒载量极低，免疫功能亦处于正常水平（$CD4^+T$ 淋巴细胞＞ 500 cells/μL），血 EB 病毒核酸定量及抗体均为阴性，且病理标本 EBER（－），考虑该患者与免疫功能正常 PCNSL 患者致病机制相同。完善相关检查后，排除外周淋巴瘤中枢神经系统转移。

【治疗经过】

入院后完善相关检查，患者颅内病变考虑 PCNSL 诊断，无明显手术禁忌证后于 2021 年 11 月 3 日在全身麻醉下行导航下颅内病变穿刺活检术，手术顺利，术后当天复查头颅 CT 未见穿刺道出血。术后 3 天内给予糖皮质激素冲击治疗（静脉给予地塞米松，负荷剂量 10 mg，随后每 6 小时给予 4 mg）。术后病理考虑弥漫大 B 细胞淋巴瘤，完善检查后，排除外周淋巴瘤中枢神经系统转移。患者 PCNSL 诊断明确，CD20（＋），继续抗病毒治疗同时，诱导治疗采用靶向免疫治疗联合化疗（利妥昔单抗 375 mg/m² 690 mg+ MTX 3.5 g/m² 5.5 g 24 小时持续输注，期间给予亚叶酸钙解毒），每两周 1 次，共 6 个周期，HD-MTX 巩固治疗 3 次。

【随访】

术后患者恢复良好，化疗 1 个周期后头痛症状消失，步态不稳症状较前明显好转，无新增神经功能损伤，无癫痫发作。患者经化疗后 1 个月头颅 MRI 提示颅内病灶体积明显缩小，周围水肿减轻。达到长期无进展生存，目前生存时间 290 天。患者头颅影像变化见图 2-1。

笔记

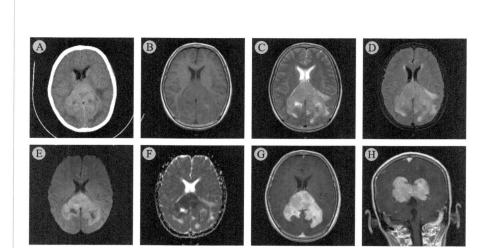

A. 术前头颅 CT；B ～ H. 术前头颅增强 MRI；I. 术后当天头颅 CT；J. 术后 3 天头颅增强 MRI 复查；K、L. 术后 1 个月头颅 MRI 复查。

图 2-1　患者头颅影像

病例分析

鉴别诊断：对于免疫功能正常的颅内占位性病变患者，需与胶质瘤和转移瘤相鉴别。①胶质瘤：病灶多为长 T_1、长 T_2 信号，表现为囊变坏死或出血，病灶多见不规则环状强化，环壁厚薄不均。②转移瘤：患者多高龄，多有外周恶性肿瘤病史，颅内病灶多位于大脑灰白质交界处，可多发，病灶周围占位效应明显（小病灶、大水肿），坏死出血多见。

治疗分析：目前 PCNSL 患者手术治疗仅限于立体定向活检进行组织病理学诊断，不推荐手术切除，因手术创伤大且可能导致新的神经功能障碍，对预后无明显帮助，还会推迟化疗时间。该患者术前 PCNSL 的诊断基本明确，影像学无明显中线移位和脑疝体征，且病灶位置深在、巨大，难以手术全切，故采用导航下立体定向活检。术后短期内采用激素治疗，可迅速缩小病灶体积，减轻症状（图 2-1J）。病理诊断证实为 PCNSL，采用 HD-MTX 为基础诱导化疗。HD-MTX 单药治疗效果往往并不满意，利妥昔单抗是一种直接作用于 B 细胞表面抗原 CD20 的单克隆抗体，该患者弥漫表达 CD20 抗原，故而对其联合利妥昔单抗治疗，6 个疗程后再给予 HD-MTX 巩固治疗。在全程治疗过程中继续原抗病毒治疗方案。

病例点评

本患者肿瘤巨大，但瘤周水肿不明显，这可能是此类肿瘤最具特征性的影像学改变，尤其是位于中线及深部靠近脑室周围的病例。病变侵袭双侧胼胝体，呈现出典型的蝶翼征，另外强化相可见脐凹征、握拳征，与肿瘤内新生血管少、肿瘤生长过快、血供不足或肿瘤快速生长过程中遇到较大血管阻拦有关，因此活检时应避免穿刺此区域，应从病变的强化区域较光滑一侧采集。另外需要注意的是，在对疑似 PCNSL 患者活检前应避免使用糖皮质激素，活检时才能得到更高的诊断率，因为类固醇激素治疗会减弱炎症反应，从而使本应增强的病灶变为非增强，且可增加病理诊断的难度。当确诊 PCNSL 后或有显著占位效应出现脑疝时可采用短期内激素治疗（可在 48 小时内使肿瘤缩小），但撤去激素后肿瘤会迅速复发。

（冯恩山　首都医科大学附属北京地坛医院）

笔记

【参考文献】

1. GROMMES C，DEANGELIS L M. Primary CNS lymphoma. J Clin Oncol，2017，35（21）：2410-2418.

2. CALIMERI T，STEFFANONI S，GAGLIARDI F，et al. How we treat primary central nervous system lymphoma. ESMO Open，2021，6（4）：100213.

（丁兴欢　整理）

病例 3
合并癫痫的艾滋病相关原发性
中枢神经系统淋巴瘤的
外科治疗

病历摘要

【基本信息】

患者男性，51 岁，主因"左下肢麻木 20 余天，加重伴左下肢无力和间断抽搐 4 天"入院。

现病史：患者于 20 余天前无明显诱因出现左下肢麻木，以左侧踝关节以下为著，当时未予诊治，近日左下肢麻木逐渐加重，麻木范围扩展至左侧大腿根部，4 天前患者无明显诱因出现左下肢无力，走路不稳，伴有间断性抽搐，表现为左下肢不自主抖动，持续时间约 5 分钟，后自行缓解，间断性发作两次，就诊于当地医院行 MRI 提示右颅内占位性病变，为进一步治疗入我院，门诊以"颅内占位性病变"收入院。患者自发病以来，精神尚可，饮食、睡眠可，二便正常，体重无明显下降。

笔记

既往史：发现 HIV 抗体阳性 3 月余，口服抗病毒药物。否认高血压、冠心病、糖尿病病史，否认其他传染病病史，否认食物、药物过敏史，否认手术、外伤史。

个人史：专业技术人员，无地方病疫区居住史，无传染病疫区生活史，无冶游史，否认吸烟史，否认饮酒史，已婚已育。

【体格检查】

体温 36.4 ℃，脉搏 91 次 / 分，呼吸 20 次 / 分，血压 131/90 mmHg，身高 177 cm，体重 72 kg，体表面积 1.89 m²。神经系统查体：神志清楚，言语流利，计算力、定向力正常，自主睁眼，查体合作。双侧瞳孔等大等圆，直径 2 mm，对光反射灵敏，双侧眼球各方向运动良好，视力、视野正常。左右面纹对称，示齿口角无歪斜，咽反射灵敏，伸舌居中。左下肢浅感觉减退，左上肢肌力 5 级，左下肢肌力 4 级，右侧肢体肌力 5 级，四肢肌张力正常，左侧跟膝胫试验欠稳准。生理反射正常引出，双侧 Babinski 征阴性，颈强直阴性。

【辅助检查】

头颅增强 MRI（术前）：诸序列扫描提示右侧顶部大脑镰旁见不规则结节状 T_1WI 等信号、T_2WI 等稍高信号，DWI 呈稍高信号，周围见大片长 T_1、长 T_2 信号水肿区，增强扫描病灶明显强化，病灶大小约 1 cm×2.6 cm×1.7 cm，局部与上矢状窦关系密切。结论：右侧顶部大脑镰旁占位，考虑淋巴瘤可能性大。

血液化验（术前）：HIV 抗体、HIV-1 P24 抗原阳性（ELISA），HIV RNA 未检测到，CD4⁺T 淋巴细胞 261 cells/μL，EB-IgM 阴性，EBV DNA 35 700 copies/mL，TPPA 阳性，TRUST 阳性 1 ∶ 4，CMV DNA 阴性。

脑脊液化验（术前）：总细胞 10 cells/μL，白细胞 3 cells/μL，单核细胞阴性，UCFP 33.2 mg/dL，GLU 3.53 mmol/L，Cl⁻ 124.3 mmol/L，墨汁染色可见隐球菌，新型隐球菌抗原阴性，CMV DNA 阴性，CMV-IgM 阴性，HIV RNA 未检测到，TPPA 阳性，TRUST 阴性。

常规病理（术后）：脑组织内可见大量浆细胞、淋巴细胞浸润，组织细胞增生，局灶伴坏死形成，血管周围可见炎细胞浸润及淋巴血管套形成；原位杂交 EBER 阳性提示伴有 EB 病毒感染，符合 EBV 相关淋巴组织增殖性疾病；浆细胞增生明显，分化较成熟，免疫组化无明显轻链限制性表达，但 *PCR-Ig* 基因重排检测获得多管克隆性重排阳性，支持为克隆性增生，考虑为黏膜相关淋巴组织（mucosa-associated lymphoid tissue，MALT）淋巴瘤。免疫组化结果：CD20（部分＋），CD3（部分＋），CD79a（部分＋），Ki-67（约 40%＋），PAX-5（部分＋），CD138（灶状＋），CD30（散在＋），CD38（较多＋），CD68（散在＋），Kappa（部分＋），Lamda（部分＋），IgG（散在＋），IgG4（散在少量＋），CD15（＋）。原位杂交结果：EBER（＋），CMV（－）。特殊染色结果：PAS（－），六胺银染色（－），抗酸染色（－），革兰氏染色（－），Warthin-Starry（－）。

【诊断及诊断依据】

诊断：颅内占位性病变（顶叶，右侧，原发性中枢神经系统淋巴瘤？）；艾滋病；继发性癫痫；梅毒。

定位诊断：患者存在左下肢感觉、运动障碍，感觉障碍先于运动障碍，后出现左下肢抽搐，综合临床表现病灶定位于右侧中央后回大脑皮层靠近中线部位，影像证实病灶位于右侧顶叶大脑镰旁。

定性诊断：患者系 HIV 感染者，免疫功能受损，合并 EBV 感染，弓形虫或 CMV 均为阴性，颅内占位性病灶首先考虑为艾滋病相关淋巴瘤，但其位置靠近硬脑膜，累及大脑皮层，与典型 PCNSL 位置不

笔记

符。术后病理诊断为 MALT 淋巴瘤。

【治疗经过】

入院后给予抗逆转录病毒治疗（anti-retroviral therapy，ART）及丙戊酸钠缓释片 500 mg 每日 2 次抗癫痫治疗，2020 年 5 月 12 日在全身麻醉下行右顶开颅颅内占位切除术，术中见肿瘤病灶位于顶叶皮层下方，向矢状窦内生长，镜下全切除肿瘤后行矢状窦重建。术后病理结合外院会诊考虑为 MALT 淋巴瘤，CD20（+）。完善检查，排除外周淋巴瘤中枢神经系统转移，根据 NCCN 指南，予以利妥昔单抗联合 HD-MTX 方案化疗（根据患者身高、体重、体表面积，具体为利妥昔单抗 375 mg/m^2 取 600 mg，MTX 3.0 g/m^2 取 5.5 g，化疗结束后预防性使用升白针）。2020 年 6 月 16 日至 2020 年 10 月 10 日共行化疗 6 个周期。

【随访】

术后 1 周患者恢复良好，无新增神经功能损伤，左下肢肌力较前好转，肌力 5– 级。抗癫痫药服用 1 年后逐渐减量停用，术后癫痫未再发作。患者经化疗后颅内病灶无复发，长期无进展生存，目前生存时间 830 天。患者头颅影像变化见图 3-1。

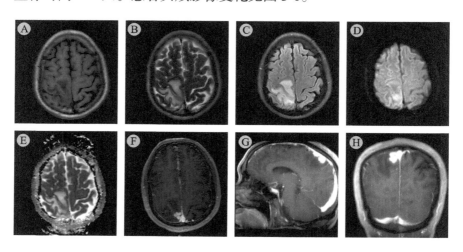

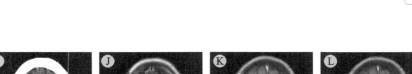

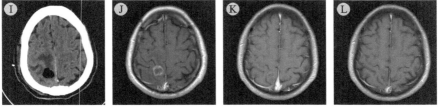

A～H. 术前头颅增强 MRI；I. 术后当天头颅 CT；J. 术后 1 个月头颅增强 MRI 复查；
K. 术后 3 个月头颅 MRI 复查；L. 术后 6 个月头颅 MRI 复查。

图 3-1 患者头颅影像

病例分析

　　MALT 淋巴瘤多发生在缺乏淋巴组织的结外部位，经慢性炎症或自身免疫性疾病等易感因素刺激局部淋巴组织获得性增生，进而向恶性转化发生瘤变。可发生于任何结外部位，以胃、肺、皮肤、眼附属器、唾液腺、甲状腺较常见，其中以胃 MALT 淋巴瘤发病率较高，约占 MALT 淋巴瘤的 30%，罕见发生于中枢神经系统硬脑膜部位。主要由中心样细胞、单核样细胞、小淋巴细胞构成。MALT 淋巴瘤预后良好，5 年总生存率达 90%，10 年生存率为 75%～80%。一般认为 MALT 淋巴瘤倾向于停留在原发部位，但是经常复发，具有全身播散的潜在可能性，并且可以向弥漫大 B 细胞淋巴瘤转化。

　　鉴别诊断：艾滋病患者合并中枢神经系统病变最有可能的诊断包括机会性感染和艾滋病相关肿瘤，最常见的如弓形虫脑炎（toxoplasmic encephalitis，TE）、进行性多灶性白质脑病（progressive multifocal leukoencephalopathy，PML）、HIV 脑病（HIV encephalopathy，HIVE）、巨细胞病毒（cytomegalovirus，CMV）脑炎及 PCNSL。PCNSL 和 TE 的鉴别诊断如病例 1 所述。PML 一般典型表现为双侧、不对称的多灶性脱髓鞘病变，好发部位是室周区域和皮质下白质，病灶通常不增强，周围没有水肿，因此没有明显占位效应。HIVE 通常表现为经典的皮质下痴呆三联征，即记忆和精神运动速度受损、抑郁症状和运动障碍，该病通常无占位效应，MRI 的 T_2 加权像可见双侧皮质下白质多发高信号，通常不增强，可与 PML 相混淆，但与 PML 的表现不同，HIVE 病灶通常对称，边界欠清晰。CMV 脑炎 MRI 可见弥漫小结节性脑炎或脑室脑炎，前者的特征是多灶性、弥漫性分散的微小结节广泛分布于皮质、基底节、脑干和小脑，而脑室脑炎的特点是脑室进行性扩大、室周增强及 T_2 加权像室周信号增强。罕见情况下，CMV 可引起局灶性环形强化病灶，伴有水肿及占位效应。

治疗分析：患者术前诊断首先考虑 PCNSL，但不排除其他艾滋病相关性疾病，且患者存在癫痫发作，定位与影像病灶相符，病灶位置表浅，同上矢状窦和中央区皮层关系密切，且体积较小，穿刺活检手术定位相对困难、出血风险高，所以该患者首选开颅手术切除病灶（一是可在直视下安全切除肿瘤，保护上矢状窦和中央区皮层；二是在切除病灶的同时还可切除致痫灶，有助于患者癫痫症状缓解）。术后病理证实为硬脑膜 MALT 淋巴瘤，由于这种肿瘤的惰性行为，颅内部分可以在切除后采用或不采用化疗。该患者病灶紧邻中央区，侵及上矢状窦，未做扩大切除。综合考虑，采用利妥昔单抗联合 HD-MTX 方案进行化疗。

病例点评

涉及硬脑膜的中枢神经系统淋巴瘤非常罕见，其在组织学上通常是 MALT 淋巴瘤，国内外只有零星个案报道。MALT 淋巴瘤为起源于淋巴结外 MALT 的低度恶性 B 细胞淋巴瘤，但仍有转化为更高级别淋巴瘤的风险。据报道，在大多数情况下都会转化为弥漫性大 B 细胞淋巴瘤。硬脑膜 MALT 淋巴瘤几乎总是局限性的，没有全身受累，而且在手术切除后，硬脑膜 MALT 淋巴瘤的局部复发率似乎非常低。本例患者采用开颅切除病灶后联合化疗得到长期缓解，同时其癫痫发作症状也得到有效控制。

（冯恩山　首都医科大学附属北京地坛医院）

【参考文献】

1. VIOLETA FILIP P，CUCIUREANU D，SORINA DIACONU L，et al. MALT lymphoma：epidemiology，clinical diagnosis and treatment. J Med Life，2018，11（3）：187-193.

2. MATMATI K，MATMATI N，HANNUN YA，et al. Dural MALT lymphoma with disseminated disease. Hematol Rep，2010，2（1）：e10.

（丁兴欢　整理）

笔记

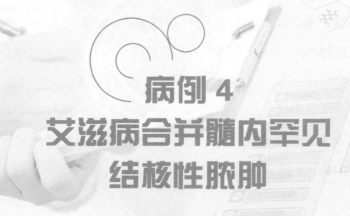

病例 4
艾滋病合并髓内罕见结核性脓肿

病历摘要

【基本信息】

患者男性，27岁，主因"双下肢麻木8个月，瘫痪6月余"入院。

现病史：患者于8个月前无明显诱因出现双侧脚趾麻木，未给予重视，后麻木逐渐加重，沿小腿、大腿向近心端发展，双下肢无力，行走不便，间断大小便失禁。于当地医院行颈胸腰椎MRI，提示T_8脊髓内环形占位性病变，T_1等信号、T_2高信号，脊椎退行性变。未予手术。6个月前患者诉脐下感觉障碍，下肢瘫痪，大小便失禁，给予导尿及乳果糖通便。复查胸椎MRI提示占位性病变无明显增大，后患者就诊于我院，门诊以"椎管内占位性病变"收入我科。

既往史：2020年7月患者因发热就诊于当地医院，诊断为艾滋病、肺结核，规律抗结核、抗病毒治疗，2021 年 3 月肺结核治愈，继续口服抗结核药物治疗 1 年半；存在肝功能异常，口服保肝药物对症治疗。否认其他传染病病史。

【体格检查】

体温 36.5 ℃，脉搏 78 次 / 分，呼吸 20 次 / 分，血压 125/70 mmHg。神经系统查体：神志清楚，言语流利，精神可，眼睑无下垂，双眼球运动正常，无颈项强直，双侧颈部感觉正常、对称，肋缘平面以下感觉消失，双侧腹壁反射消失，双上肢肌力 5 级，肌张力未见明显异常，双下肢肌力 0 级，深浅感觉消失，提睾反射及肛门反射消失，双下肢病理征未引出。

【辅助检查】

HIV 病毒载量 < 20 copies/mL，$CD3^+/CD45^+$ 47.94%，$CD3^+$ 573 cells/μL，$CD45^+$ 1194 cells/μL，C 反应蛋白 5.9 mg/L，LAC 1.99 mmol/L，PCT < 0.05 ng/L，WBC 2.84×10^9/L，NE 1.34×10^9/L，LY 1.13×10^9/L，PLT 199×10^9/L，T-spot A 27，T-spot B 22。

【诊断】

髓内占位（T_8 椎体水平，结核性脓肿？）；艾滋病；继发性肺结核治疗后；肝功能异常。

【治疗经过】

患者入院后积极完善艾滋病相关病毒学检测、结核相关检测，以及血常规和手术相关检查，针对检测结果给予口服抗病毒及抗结核药物治疗。针对髓内占位进行分析后，考虑结核性脓肿可能性大，为缓解脊髓内高压导致的神经功能障碍，经术前讨论后决定行脊髓内脓肿切除＋脊髓减压术。手术过程如下：全身麻醉满意后，患者取左侧卧位，置电生理监测电极，术区消毒铺巾，取后正中直切口，

笔记

切口上端位于 T_7 棘突水平，切口下缘位于 L_1 棘突水平，沿中线逐层切开皮肤、皮下及脂肪，沿骨板向两侧分离椎旁肌肉，自动牵开器牵开肌肉，充分暴露 $T_{8\sim11}$ 椎板，超声骨刀卸下椎板，咬骨钳咬除黄韧带，见硬膜张力较高，剪开硬脊膜后，可见脊髓肿胀明显，沿后正中切开脊髓，见脓性液体流出，留取标本后探查，见黄色固态物质及大量肉芽组织增生，血供一般，切除黄色固态物质及肉芽组织，完整切除病变。电生理监测：术前、术中、术后下肢肢体感觉、运动波幅无改变。还纳棘突及椎板，逐层关闭手术切口，术闭手术前后胸椎 MRI 见图 4-1。

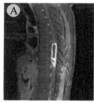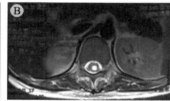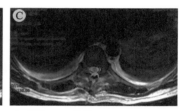

A. 术前 MRI 矢状位；B. 术前 MRI 轴位；C. 术后 MRI 轴位。

图 4-1　术前、术后胸椎 MRI

术后病理：纤维结缔组织呈慢性炎症改变，伴坏死及肉芽肿形成，抗酸染色可见阳性杆菌，符合分枝杆菌感染。特殊染色结果：抗酸（＋），六胺银（－），PAS（－）。分子 PCR 结果：CMV 原位杂交（－），EBER（－）。术后继续给予足量、足疗程抗结核、抗病毒治疗。

病例分析

患者为青年男性，既往艾滋病病史导致机体免疫力低下，继发感染肺结核，诱发髓内结核性脓肿。在临床工作中髓内结核性脓肿少见，需要与其他细菌髓内脓肿相鉴别。

笔记

脊髓内脓肿在无免疫力缺陷人群中发病率极低，临床少见，致病菌大多为金黄色葡萄球菌，少数为链球菌、大肠杆菌、肺炎球菌等。脊髓内脓肿多见于胸髓。脊髓内脓肿可由其他部位感染灶中致病菌经血液播散进入脊髓形成，也可由邻近感染灶局部蔓延至脊髓内形成。创伤后脊髓内脓肿不多见，可见于开放性脊髓外伤、腰椎穿刺污染等。免疫力缺陷患者（如 HIV 感染后）继发脊髓内脓肿仍少见，本例患者脊髓内结核性脓肿未见文献报道。脊髓内脓肿的临床表现主要取决于脓肿的位置、大小、多少及病程长短，有发热、疼痛、感觉障碍、神经功能障碍、括约肌功能障碍等。MRI 可作为首选检查，灵敏度高，急性期表现为长 T_1、长 T_2 信号，增强早期病变区一般无强化。化脓和包膜形成阶段：脓液 T_1 低信号、T_2 高信号，脓壁早期 T_1 稍高信号、T_2 低信号；亚急性期 T_1 和 T_2 都为稍高信号；慢性期 T_1 等信号、T_2 低信号。周围水肿 T_1 低信号、T_2 高信号。增强 MRI 显示脓肿壁明显环型强化，壁薄而均匀，没有附壁结节，脓肿腔及水肿无强化。在治疗上，应尽早给予手术联合足量、足疗程有效的抗生素，以最大限度减少神经功能损伤。手术方式：椎板去除后，剪开硬膜，切开脊髓背侧释放脓液，本例患者切除脓壁，并用配制好的静脉用抗生素溶液反复冲洗。如脊髓水肿明显可不缝合硬脊膜，充分减压。

病例点评

结核病发病率近年呈现上升趋势。本例患者存在免疫力缺陷，结核病发病率较正常人更高。本病例既往存在规律肺结核治疗病史，由于中枢神经系统存在血脑屏障、血脊髓屏障，常规抗结核药物渗

笔记

透力差，中枢神经系统中抗结核药物血药浓度不足，致使中枢神经系统结核菌繁殖，形成结核性脑炎，甚至结核性脓肿。本例患者免疫力低下同时形成脊髓内结核性脓肿，临床十分罕见，诊治经验对以后临床医师诊断和治疗该病有借鉴作用，需关注与其他类型脊髓内脓肿的鉴别。脊髓内脓肿的外科治疗，包括几个方面：第一，为挽救或保留脊髓功能，对脊髓进行充分减压，包括脓肿切开减压、硬膜扩大修补减压、椎管减压等；第二，脓肿切开引流，或者脓肿腔上下引流，行脓腔内抗生素药物冲洗治疗或椎管内抗生素药物治疗；第三，足量、足疗程、联合、规律的抗菌治疗。脊髓内脓肿的治疗应早发现、早减压、早引流，为挽救患者脊髓功能争分夺秒。本病例治疗及时，治疗过程准确，脊髓内结核性脓肿文献报道较少，临床治疗中对于脊髓内脓肿尤其是合并免疫力低下的脊髓内脓肿要考虑到结核性脓肿的可能性。

（王永志 首都医科大学附属北京天坛医院）

【参考文献】

1. 中华医学会感染病学分会艾滋病丙型肝炎学组，中国疾病预防控制中心.中国艾滋病诊疗指南（2021年版）.协和医学杂志，2022，13（2）：203-226.

2. 中国性病艾滋病防治协会HIV合并结核病专业委员会，沈银忠，卢洪州.人类免疫缺陷病毒感染/艾滋病合并结核分枝杆菌感染诊治专家共识.新发传染病电子杂志，2022，7（1）：73-87.

（陈世超 整理）

病例 5
合并癫痫的艾滋病相关进行性
白质脑病的多学科治疗

病历摘要

【基本信息】

患者男性，41 岁，主因"视力下降 2 个月，言语不清 1 个月，发现 HIV 抗体阳性 10 天"入院。

现病史：患者 2 个月前无明显诱因出现视力下降，眼前无飞蚊症，无斜视、视物重影、视野缺损，无头晕、头痛，无发热、咳嗽、咳痰、腹痛、腹泻、肢体活动障碍等不适，当时未予积极治疗；1 个月前情绪激动时出现言语含混不清，表达困难，无头重脚轻、脚踩棉花感，无头痛、头晕、恶心、呕吐、吞咽困难，偶有饮水呛咳，就诊于外院，考虑脑梗死，予以血栓通治疗，效果不佳。10 天前患者出现左上肢活动困难，就诊于另一医院，查 HIV 抗体初筛阳性，梅毒抗体阳性，考虑为艾滋病、中枢神经系统病变。患者为求进一步诊治遂来我院就诊。

既往史：既往体健。

个人史：曾有修脚后出血史及外伤后输血史，具体信息不详。

【体格检查】

体温 36.7 ℃，脉搏 78 次 / 分，呼吸 18 次 / 分，血压 125/87 mmHg。神经系统查体：神志清楚，步态正常，步入病房，双侧瞳孔等大等圆，直径 3 mm，双侧瞳孔对光反射灵敏，嘴角右偏，伸舌稍左偏，左侧鼻唇沟变浅，颜面、躯干皮肤散在皮疹，颈软无抵抗，双肺呼吸音粗，右下肺呼吸音减弱，未闻及干湿啰音及胸膜摩擦音。左上肢肌力远端 3+ 级，近端 4 级，右上肢肌力 5 级，双下肢肌力 5 级，四肢肌张力正常，腹壁反射正常引出，双侧 Babinski 征阴性，踝阵挛阴性，扑翼样震颤阴性，Kernig 征阴性，Brudzinski 征阴性。

【辅助检查】

脑脊液化验：白细胞 3 cells/μL，UCFP 28.2 mg/dL，GLU 3.4 mmol/L，Cl^- 121.9 mmol/L，抗酸染色（－），墨汁染色和隐球菌抗原（－）。弓形体组合：TOX-IgM（－），TOX-IgG（－），CMV DNA（－），TPPA（＋），TRUST（－），梅毒荧光抗体 IgG（＋）、IgM（－）。全血细胞分析：WBC 3.47×10^9/L，NE% 47.30%，NE 1.64×10^9/L，HGB 144.0 g/L，RBC 4.70×10^{12}/L，PLT 234.0×10^9/L，PTA 83.0%。血生化检查：K^+ 3.34 mmol/L，Na^+ 143.2 mmol/L，Cl^- 105.9 mmol/L，UREA 4.28 mmol/L，CREA 81.9 μmol/L，eGFR 103.9 mL/（min · 1.73 m²），ESR 7.0 mm/h。PCT ＜ 0.05 ng/mL，$CD3^+CD4^+T$ 淋巴细胞 15 cells/μL。头颅 MRI：双侧额颞皮下异常信号，考虑进行性多灶状白质脑病

（progressive multifocal leukoencephalopathy，PML）可能性大。抗水通道蛋白 4 抗体（AQP4-Ab）检查阴性，眼科会诊提示视网膜、黄斑、视盘未见异常，排除视神经脊髓炎。短程数字视频脑电图：中重度异常脑电图，全导可见大量弥漫性、复合性中高幅 5～7 Hz θ 节律及较多阵发性、不规则性中高幅 2～3 Hz δ 节律。肌电图：左伸指总肌、小指展肌小力、大力收缩呈无力收缩。

【诊断】

艾滋病；进行性多灶性白质脑病；继发性癫痫；鹅口疮。

【治疗经过】

入院后不排除脑梗死，予以川芎嗪和醒脑静对症治疗，完善脑脊液检查提示常规生化正常，TPPA（＋），TRUST（－），梅毒荧光抗体 IgG（＋）、IgM（－），排除神经梅毒，同时请神经内科及眼科会诊，除外视神经脊髓炎。患者于 2 月 21 日凌晨 4：35 出现意识不清、呼之不应、对外界刺激无反应、四肢抽搐，无大小便失禁，无口吐白沫，考虑合并继发性癫痫，给予告病危、心电监护、四肢制动处理，先后予以地西泮 20 mg 静脉推注镇静、甘露醇 250 mL 静脉滴注减轻脑水肿治疗。5：30 后神志逐渐转清，四肢抽搐消失，此后予以左乙拉西坦抗癫痫治疗，并予以营养支持治疗，请神经外科专家会诊，转科手术活检病理提示：（右额病变）脑组织，部分区域胶质细胞及组织细胞增生，并见异型核伴核内包涵体形成、少量炎细胞浸润及淋巴血管套形成，未见明确坏死灶及肉芽肿形成，考虑 PML 可能性大，请结合分子检测结果综合诊断。免疫组化结果：HSV1（－），HSV2（－），ATRX（＋），CD68（组织细胞＋），GFAP（＋），Ki-67（＋），NeuN（神经元＋），Oligo（＋），P53（灶状＋），S-100（＋）。原位杂交结果：CMV（－），EBER（－）。特殊染色结果：PAS（－），六胺

笔记

银染色（－），抗酸染色（－）。同时完善宏基因测序提示 JC 病毒感染，考虑进行性多灶状白质脑病，不考虑弓形体脑病，遂启动 ART。方案为替诺福韦＋拉米夫定＋多替拉韦（TDF+TC+DTG），患者治疗过程中出现鹅口疮，予以氟康唑抗真菌治疗，并予以复方磺胺甲噁唑预防卡氏肺孢子虫病（pneumocystis carinii pneumonia，PCP）。患者病情平稳后，无不适出院（图 5-1，图 5-2）。

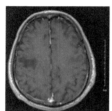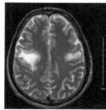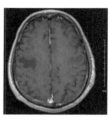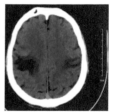

由左向右分别为：T$_1$、T$_2$、T$_1$ 增强、CT 平扫。

图 5-1　术前 MRI 及 CT

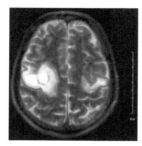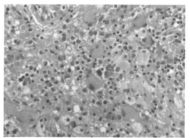

图 5-2　术后 T$_2$ 及病理（HE × 400）

【随访】

随访 1.5 年期间，患者规律抗病毒治疗及抗癫痫治疗，症状控制良好。

病例分析

本例患者入院时有明确的艾滋病及颅内病变，艾滋病与颅内病变近乎同时发现，且入院前未进行抗病毒治疗，视力下降、言语障碍及肢体活动障碍与颅内病变相关。患者入院后突发癫痫大发作，给予抢救后患者症状缓解，复查脑电图提示中重度异常脑电图，继发性癫痫明确。后组织感染科、神经内科、神经外科、影像科及病理科多学科会诊后，建议行颅内病变切除活检，依据病理结果指导进一步治疗。同时，感染科、神经内科、神经外科及药剂科共同调整抗癫痫药物剂量，减轻抗病毒药物与抗癫痫药物的相互作用。结合病理结果及宏基因测序，诊断 JC 病毒感染，考虑诊断进行性多灶状白质脑病，遂启动 ART，方案为 TDF+TC+DTG，抗癫痫给予左乙拉西坦。出院前患者视力症状、言语障碍及肢体活动较前明显好转，同时未再发作癫痫。

据报道，约 11% 的 HIV 感染者可出现新发癫痫。考虑酶诱导药物相互作用的可能性，对于应用 ARI 的艾滋病患者一般不推荐使用抗癫痫药物。因此，艾滋病合并癫痫患者的用药存在很大矛盾。根据笔者在临床工作中总结的经验，对于艾滋病相关性颅内病变继发癫痫患者，出现下列情况时应考虑手术治疗：①对于经脑电图和影像学检查证实颅内存在明确致痫灶的患者，根据病变部位及其性质，尽可能选择全切除病变。②术前脑电图检查提示全脑弥漫性放电（即无明确致痫灶），但存在严重颅高压时，可行腰大池 - 腹腔分流术或脑室 - 腹腔分流术，从而缓解颅高压症状。③对于颅内存在多发占位，其中较大病灶为主要致痫灶的患者，手术尽可能切除占位性病变，原因是虽然其为单一致痫灶，但周边或颅内其他部位的病灶亦可能发展为致痫灶。④对于癫痫发作频繁或呈持续发作、药物不能控制、脑电图监测结果提示全脑弥漫性放电而局部显著者，应行显著放电区域的切除。⑤脑电图提示全脑弥漫性放电，表现为弥漫性多发病灶，且无局部显著放电表现，亦可行非功能区局部病灶切除＋活检术，根据术后的病理学结果指导下一步治疗。

根据笔者的经验，对于艾滋病相关性颅内病变继发癫痫患者，应根据其癫痫的病因选择手术方式。术中操作时需注意以下几点：①尽可能完整切除致痫灶，避免残留，尤其是致痫灶明确者；但如果病变较大或处于功能区或血管密集区，因全切除困难，可先行病灶内减压，再行分块切除。②术中应注意保护周围组织，因手术本身可导致癫痫的发生。对于位置较深的病变，术中可使用超声或神经导航系统辅助定位。③除梗阻性脑积水需行脑室－腹腔分流术外，其他颅内压增高者尽量行腰大池－腹腔分流术，以防止对脑组织的损伤。④病灶周围脑水肿较明显时，需根据病情充分减压，必要时可行去骨瓣减压术。⑤关颅前应使用大量的生理盐水冲洗术腔，防止颅内及切口感染。

综上所述，对于艾滋病相关性颅内病变继发癫痫，应结合病史及相关检查进行早期诊断，对原发病的正规治疗及术前、术后连续的 ART，是此类疾病治疗的首要措施。

病例点评

即使在联合抗逆转录病毒治疗（combination anti-retroviral therapy, cART）期间，也会有 40% ～ 70% 的 HIV 感染／艾滋病患者在病程中出现症状性神经系统疾病。癫痫发作是一种常见的表现形式，对 HIV 感染者的临床表现和生活质量有重要影响；因此，癫痫对此类患者的生存期长短及是否伴脑损伤有着至关重要的影响。文献报道

6.2% ～ 11.0% 的 HIV 感染患者有新发癫痫。然而，考虑酶诱导抗癫痫药物（antiepileptic drugs，AEDs）和 cART 之间潜在的药物相互作用，有效的 AEDs 并没有太多的选择。在这些患者中，左乙拉西坦是唯一推荐和使用最多的抗癫痫药物；然而，即使在药物治疗后，仍有约 63% 的癫痫复发报告。对于有手术指征尤其是局灶性癫痫的患者，选择外科手术治疗效果良好。

（冯恩山　首都医科大学附属北京地坛医院）

【参考文献】

1. 梁博，梁庭毓，曹杨，等 . 艾滋病相关性颅内疾病继发癫痫的临床治疗 . 中华神经外科杂志，2019（3）：240-244.

2. KELLINGHAUS C，ENGBRING C，KOVAC S，et al. Frequency of seizures and epilepsy in neurological HIV-infected patients. Seizure，2008，17（1）：27-33.

3. BIRBECK G L，FRENCH J A，PERUCCA E，et al. Antiepileptic drug selection for people with HIV/AIDS：evidence-based guidelines from the ILAE and AAN. Epilepsia，2012，53（1）：207-214.

4. SIDDIQI O K，ELAFROS M A，BOSITIS C M，et al. New-onset seizure in HIV-infected adult Zambians：a search for causes and consequences. Neurology，2017，88（5）：477-482.

（王建波　姜美娟　整理）

笔记

病例 6
艾滋病合并烟雾综合征的显微外科治疗

病历摘要

【基本信息】

患者男性，39 岁，主因"左侧肢体偏瘫 10 个月"入院。

现病史：患者约 10 个月前（2019 年 12 月）无明显诱因突发左侧肢体偏瘫，伴尿失禁，无失语、大便失禁、抽搐或意识障碍等，就诊于当地医院，诊断为"亚急性早期脑梗死"。给予降压、脱水、改善微循环等保守治疗，2 周后出院。左上肢近端肌力 2– 级、远端 3– 级，左下肢 3– 级。行康复治疗，左下肢肌力有所好转，约 3+ 级，左上肢无明显变化。患者间断出现头晕，与体位变化无关，持续数天后自行缓解。1 个月前于当地医院行颈部血管超声及经颅多普勒超声检查，提示右侧颈内动脉颅内段闭塞。

笔记

既往史：患者发现 HIV 抗体阳性 12 年，2019 年 10 月开始高效抗逆转录病毒治疗（highly active anti-retroviral therapy，HAART），拉米夫定片 0.3 g 每晚 1 次、多替拉韦 50 mg 每晚 1 次、富马酸替诺福韦二吡呋酯片 0.3 mg 每晚 1 次。梅毒 Ⅱ 期病史 6 年，曾行正规青霉素驱梅治疗。高血压病史 4 年，血压最高达 160/100 mmHg，规律口服厄贝沙坦片 75 mg 每晚 1 次降压治疗，血压控制在（130～140）/（90～100）mmHg。高脂血症病史 10 个月，规律口服阿托伐他汀钙片 10 mg 每晚 1 次降脂治疗。高同型半胱氨酸血症病史 10 个月，规律口服叶酸片 0.8 mg 每日 1 次。脑梗死病史 10 个月，规律口服阿司匹林 100 mg 每日 1 次抗血小板聚集治疗。否认糖尿病、冠心病等病史。

个人史：同性性生活史，少量饮酒，吸烟史 8 年，4 支 / 日，已戒烟 4 年。

【体格检查】

神经系统查体：神志清楚，言语流利，精神可，双侧瞳孔等大等圆，直径 3 mm，对光反射灵敏，双侧眼球运动正常，双侧面纹对称，伸舌稍左偏，耸肩有力。右侧肢体肌力 5 级，肌张力正常，左上肢近端肌力 2– 级，远端 3– 级，左下肢肌力约 3+ 级，肌张力略高。肢体感觉无明显异常，双侧腱反射正常引出，左侧 Babinski 征阳性，右侧病理征未引出。

【辅助检查】

实验室检查：血清 HIV 抗体阳性，血清 HIV 病毒载量 < 20 copies/mL，$CD4^+$ T 淋巴细胞计数 590 cells/μL，总胆固醇 2.43 mmol/L，甘油三酯 0.71 mmol/L，高密度脂蛋白 0.96 mmol/L，低密度脂蛋白 1.33 mmol/L，血同型半胱氨酸 9.93 μmol/L。脑脊液化验：蛋白质

57.6 mg/dL，葡萄糖 3.2 mmol/L，总细胞 9 cells/μL，白细胞 8 cells/μL，HIV 病毒载量 49 copies/mL，TPPA（－），TRUST（－）。余化验结果未见异常。

头颅 MRI 检查（2020 年 9 月 27 日）：右侧颞顶叶皮层及皮层下见 T_1WI 低信号、T_2WI 高信号异常信号影，相应区域脑萎缩，脑沟增宽；右侧脑室旁点片状异常信号，呈水样信号影，周围可见胶质增生；右侧侧脑室及三脑室扩张；右侧大脑脚体积缩小；DWI 显示无新发梗死灶（图 6-1）。

头颅 CTP 检查（2020 年 9 月 28 日）：右侧颞叶及右侧放射冠区 CBV 及 CBF 低于对侧脑组织，MTT 及 TTP 长于对侧脑组织，MTT 为著，符合梗死后改变。右额顶叶 CBV 正常，CBF 减低，MTT 及 TTP 延长，符合缺血性改变（图 6-2）。

DSA 检查（2020 年 9 月 25 日）：右侧颈内动脉近端闭塞，颅内段全程未显影（图 6-3A），闭塞近端可见"鼠尾征"（图 6-3B 和图 6-3C 白箭头），眼动脉（图 6-3B 和图 6-3C 红箭头）经面动脉吻合支（图 6-3B 和图 6-3C 黑箭头）向颅内代偿，并可见右侧颈内动脉床突段及海绵窦段细丝样显影（图 6-3C 红双箭头）；左侧大脑中动脉闭塞，部分分支及大脑前动脉部分皮层支代偿大脑中动脉供血区，左侧大脑前动脉经开放的前交通动脉向右侧大脑中动脉及右侧大脑前动脉供血（图 6-3D）；左侧后交通动脉开放，发出胚胎型大脑后动脉（图 6-3E 红箭头），左侧颈内动脉未见异常（图 6-3F）；右侧椎动脉于小脑后下动脉发出处以远闭塞（图 6-3G 和图 6-3H），基底动脉末端发出小脑上动脉后重度狭窄（图 6-3I 和图 6-3J 红色箭头），右侧大脑后动脉显影纤细，左侧大脑后动脉未显影（图 6-3I 和图 6-3J）。

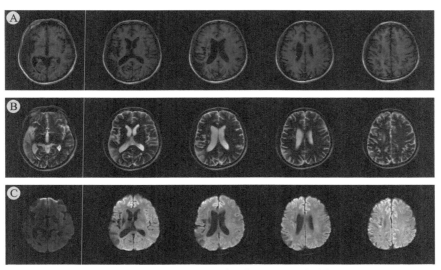

A. T$_1$WI 水平位；B. T$_2$WI 水平位；C. DWI 水平位。

图 6-1　头颅平扫 MRI

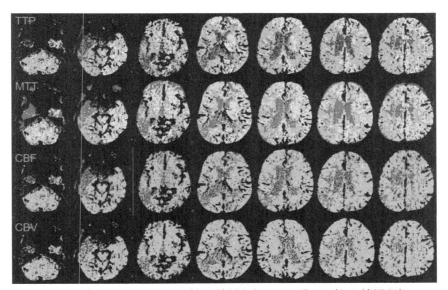

右侧颞叶及右侧放射冠区 CBV 及 CBF 低于对侧脑组织，MTT 及 TTP 长于对侧脑组织，MTT 为著，右额顶叶 CBV 正常，CBF 减低，MTT 及 TTP 延长。

图 6-2　头颅 CTP

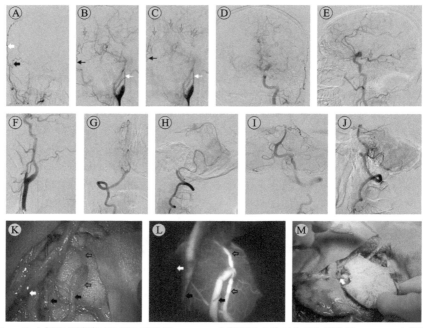

A～C. 右侧颈总动脉正位相和侧位相；D～F. 左侧颈总动脉正位相和侧位相；G、H. 右侧椎动脉正位相和侧位相；I、J. 左侧椎动脉正位相和侧位相；K、L. 术中颞浅动脉－大脑中动脉吻合术镜下表现及荧光造影；M. 颞浅动脉顶支贴敷术术中表现。

图 6-3　全脑血管造影及术中表现

【诊断】

右侧颈内动脉颅内段闭塞；左侧大脑中动脉闭塞；基底动脉狭窄（重度）；陈旧性脑梗死（右侧颞顶叶脑室旁）；高血压 3 级（极高危）；高脂血症；高同型半胱氨酸血症；艾滋病；梅毒Ⅱ期。

【治疗经过】

入院后完善相关检查，血清 HIV 抗体阳性，血清 HIV 病毒载量低，$CD4^+T$ 淋巴细胞计数 > 400 cells/μL。患者 1 年前开始启动抗病毒治疗，入院时艾滋病病情控制良好，可继续原治疗方案。MRI 及 CTP 提示右侧颞叶及放射冠梗死后改变，右侧额顶叶灌注不足，符合缺血性改变。DSA 检查发现右侧颈内动脉全程闭塞，大脑中动脉由对侧颈内动脉供血，但血流浅淡。

综合考虑给予行右侧颞浅动脉额支 – 大脑中动脉搭桥术联合颞浅动脉顶支贴敷术治疗，以改善患者右侧额顶叶脑组织血流灌注，术前停用阿司匹林 3 天。

具体手术操作如下：沿颞浅动脉及其额支和顶支走行做手术切口，游离血管筋膜条，动脉瘤夹临时阻断额支起始处，离断其远端，分离颞肌、游离骨瓣并剪开硬膜（保留脑膜中动脉及其分支等硬膜血供），显微镜下选择额顶侧与颞浅动脉额支（图 6-3A、图 6-3K 和图 6-3L 黑粗箭头）直径相匹配的皮质血管（图 6-3K 和图 6-3L 空心粗箭头），临时阻断后纵行切开，与颞浅动脉额支末端行端侧吻合，术中荧光造影证实搭桥血管通畅（图 6-3L）。颞浅动脉顶支（图 6-3A、图 6-3K 和图 6-3L 白粗箭头）筋膜条翻转贴敷于脑组织表面，固定于硬脑膜，骨瓣两端留取足够空隙覆盖于颞浅动脉顶支外侧，避免卡压，确保颞浅动脉通畅（图 6-3M）后固定骨瓣，逐层缝合头皮，手术结束。术后 24 小时继续予以阿司匹林抗血小板及调脂治疗。

【随访】

术后 22 个月随访，右侧肢体肌力 5 级，肌张力正常，左上肢近端肌力 2 级，远端 3 级，左下肢肌力约 4 级，肌张力略高。辅助检查（2022 年 8 月 17 日）：血清 HIV 病毒载量 < 40 copies/mL，CD4+ T 淋巴细胞计数 447 cells/μL。总胆固醇 3.72 mmol/L，高密度脂蛋白 1.17 mmol/L，低密度脂蛋白 2.21 mmol/L，甘油三酯 0.66 mmol/L，血同型半胱氨酸 10.10 mmol/L。

病例分析

HIV 感染可加速颅内大动脉粥样硬化进程，使斑块易损或内膜

笔记

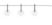

损伤。CD4$^+$T 淋巴细胞计数低于 200 cells/μL 的患者，表现出更多的内膜结缔组织重塑，且其斑块更容易破裂。HIV 感染和持续的免疫抑制状态与颅内血管内膜更大程度的弹性溶解有关，可能导致斑块更脆弱或发生内皮侵蚀和血栓形成。HAART 使 HIV 感染者的病死率明显下降。本例患者右侧颈内动脉近端闭塞、颅内段全程未显影及左侧大脑中动脉闭塞，对于闭塞远端在床突段及以上的非局限闭塞者，血管再通手术成功率低、风险大、并发症多、远期再闭塞率高，手术带来的益处不多，不建议尝试血管再通。对于不能开通的症状性慢性颈内动脉闭塞（chronic internal carotid artery occlusion，CICAO）患者，采用颞浅动脉额支 – 大脑中动脉吻合术联合颞浅动脉顶支贴敷术，可增加血管病变侧脑组织的灌注，改善神经功能，预防同侧脑卒中的再发，是治疗上的一种有效选择。

病例点评

近年来，HIV 感染与脑血管疾病的相关研究越来越深入，与 HIV 感染相关的多种因素包括机会性感染、心内膜炎、恶病质、凝血异常、血脂异常和抗逆转录病毒疗法等均可能导致脑血管疾病易感性增加。HIV 及其蛋白可直接与内皮细胞相互作用，导致动脉粥样硬化发病率增加，而动脉粥样硬化是脑血管疾病的主要诱因。HIV 不仅影响内皮功能，还可以感染血管壁平滑肌细胞，促进动脉粥样硬化的发展。HIV 感染还可以引起小血管疾病，导致血流调节异常；同时能够诱发动脉粥样硬化导致动脉壁增厚，从而限制血液流动。此外，与 HIV 感染相关的血管炎症会进一步损害正常的血管功能。最近研究表明，HIV 感染通过影响血脑屏障的完整性和增强炎症反应，导致缺血性卒中严重程度的显著增加。寻找中枢神经系统渗透效率更高的抗逆转录病毒疗法，促进卒中后脑组织功能的恢复具有重要研究价值。间接搭桥技术的成熟和广泛应用也为合并烟雾综合征的艾滋病患者提供了一种相对安全、有效的血流替代方式，对于降低脑卒中发生率、改善患者生存质量有重要的临床意义。

（洪韬　首都医科大学宣武医院）

【参考文献】

1. HUNTER M D，SHENOY A，DWORK A，et al. Brain vascular intima vulnerability among HIV-positive and negative individuals. AIDS，2018，32（15）：2209-2216.

2. 王凌航，赵红心，毛羽. 艾滋病高效抗反转录病毒治疗并发高脂血症的研究进展. 中国艾滋病性病，2010，16（3）：319-322，326.

（王小永　丁兴欢　整理）

病例 7
艾滋病合并基底动脉狭窄介入治疗

病历摘要

【基本信息】

患者男性，49岁，主因"发现椎-基底动脉狭窄半年"入院。

现病史：患者于半年前突发四肢乏力，逐渐加重，被送至附近某医院，行全脑血管造影术＋急诊机械取栓术，术中造影显示：左侧椎动脉优势，左侧椎动脉 V4 段基底动脉起始部狭窄，建议半年后复查。规律口服阿司匹林及氯吡格雷双联抗血小板聚集药物及他汀类药物治疗。2021 年 12 月 15 日在另一医院复查头颈 CTA 提示：左侧椎动脉 V4 段及基底动脉起始部重度狭窄，右侧椎动脉纤细。患者无明显症状，建议行 DSA 进一步评估脑血管情况。为求进一步诊治，遂来我院就诊。

笔记

既往史：脑梗死 2 年、高血压 2 年、高脂血症 2 年，发现 HIV 抗体阳性 2 年。否认冠心病、糖尿病病史，否认其他传染病病史，否认食物、药物过敏史。

个人史：生于北京，从事个体经商工作，中学文化程度，无地方病疫区居住史，无传染病疫区生活史，否认冶游史。否认吸烟史，偶饮酒。

【体格检查】

体温 36.9 ℃，脉搏 92 次 / 分，呼吸 19 次 / 分，血压 136/99 mmHg。神经系统查体：神志清，精神可，发育正常，营养良好，言语流利，问答切题，指令动作准确，额纹对称，眼球运动正常，眼震（－），偏盲（－），双侧瞳孔等大等圆，直径 3 mm，对光反射灵敏。鼻唇沟对称，张口无歪斜，伸舌居中。四肢肌力 5 级，肌张力正常。浅感觉对称，双侧 Babinski 征（－），双侧 Chaddock 征（－）。颈软，脑膜刺激征（－）。

【辅助检查】

相关影像学检查结果见图 7-1 至图 7-5。

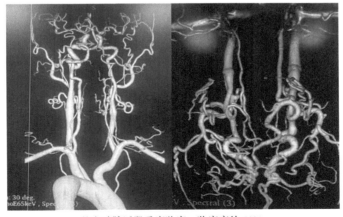

基底动脉近段重度狭窄，狭窄率约 50%。

图 7-1　CTA（2021 年 12 月 15 日）

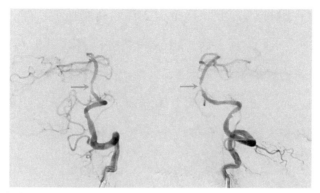

左侧椎动脉双斜位，可见基底动脉狭窄，狭窄率约40%，前向血流3级。患者无症状，无介入
治疗指征，给予药物保守治疗。

图 7-2 DSA（2022 年 1 月 21 日）

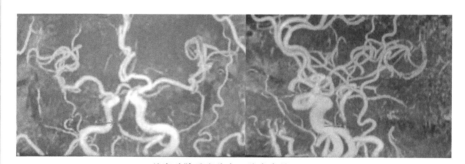

基底动脉重度狭窄，狭窄率约90%。

图 7-3 MRA（2022 年 4 月 20 日）

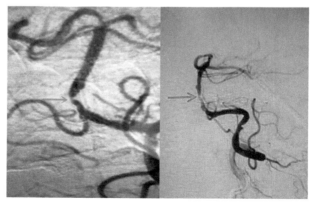

基底动脉狭窄，狭窄率约90%，前向血流2a级。

图 7-4 术前 DSA（2022 年 4 月 24 日）

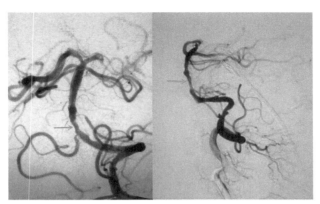

基底动脉狭窄支架术后，残余狭窄率约 20%，前向血流 3 级。

图 7-5　术后 DSA（2022 年 4 月 24 日）

血液化验（我院，2022 年 1 月 21 日）：HIV 抗体、HIV-1 P24 抗原阳性（ELISA），HIV RNA 9761 copies/mL，T 淋巴细胞 568 cells/μL，CD4$^+$T 淋巴细胞 153 cells/μL，CD8$^+$T 淋巴细胞 410 cells/μL，TPPA 阳性。

【诊断】

基底动脉狭窄；左侧椎动脉 V4 段狭窄陈旧性脑梗死；艾滋病；高血压 3 级（极高危）；隐性梅毒。

【治疗经过】

入院后完善相关检查于 2022 年 1 月 21 日行全身麻醉造影备神经介入治疗术。左侧椎动脉远端及基底动脉起始部狭窄，狭窄率约 40%，前向血流 3 级。手术指征不明确，暂时给予积极药物治疗。术后出院后 3 个月再次出现四肢乏力，MRA 提示基底动脉重度狭窄。遂行神经介入球囊扩张血管成形 + 支架置入术治疗。

【随访】

目前患者支架置入术后半年，无明显神经功能缺损症状；建议半年或 1 年后复查 DSA。

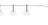

病例分析

HIV 感染可以增加发生脑卒中的风险，并且主要以青年 HIV 感染人群为主。女性年龄越小，发生脑卒中的风险越高；男性年龄越大，发生脑卒中的风险越高。本例患者病史明确，危险因素主要是男性、年龄、高血压及高脂血症。患者发现 HIV 抗体阳性 2 年，未系统治疗，基底动脉狭窄及既往急性脑梗死是否与 HIV 感染相关，暂时无法明确。可能缺血性脑卒中的发生与动脉粥样硬化病理基础存在一定重合性。

本患者在急性脑梗死治疗后半年复查，病变未见明显变化，在无症状情况下未行介入治疗，给予单联抗血小板聚集药物及他汀类药物降脂治疗。3 个月后出现头晕、乏力等症状，再次入院后给予介入治疗，自诉血压控制良好。故不排除抗血小板聚集药物抵抗导致抑制率低的因素，欠缺相关检查证实；但也不排除 HIV 感染未系统治疗造成血管炎性改变或者继续相关感染造成的可能性。慢性 HIV 感染患者的动脉中膜层变薄，大动脉可发生动脉瘤和非动脉瘤扩张，颅内梭状动脉瘤很常见。HIV 合并新发脑梗死的机制目前尚不清楚，可能原因为 HIV 具有嗜神经活性，能感染血管内皮细胞，导致血管内皮细胞产生炎症反应，出现功能损害，从而导致血脑屏障完整性破坏，多种毒性因子对神经细胞产生损伤作用进而引起一系列自身免疫反应。Assallum 等对 HIV 引起脑卒中发生机制进行了详细阐述：① HIV 相关的脂质代谢异常。HIV 患者容易出现高密度脂蛋白 -C 和低密度脂蛋白 -C 降低。②内皮功能障碍。特定的抗逆转录病毒药物可导致内皮功能损害，动脉粥样硬化性损伤，增加卒中风险。③高血压。④胰岛素抵抗和糖尿病。⑤慢性炎症。⑥高凝状态，蛋白 S

和蛋白 C 缺乏。长期来看，联合抗逆转录病毒药物的治疗可以降低缺血性脑卒中的发生风险，包括大动脉粥样硬化型脑卒中。患者介入治疗后血流改善明显，且近期随访效果满意，未再出现缺血性神经功能症状。

病例点评

本例患者系急性基底动脉闭塞，予以急诊取栓后仍残余基底动脉重度狭窄，经强化内科药物治疗仍有病变狭窄程度的进展和症状反复。符合 2022 年美国神经病学学会颅内动脉粥样硬化狭窄实践推荐关于颅内动脉血管内介入治疗的适应指征的建议，即对于 70% ～ 99% 的颅内动脉狭窄，采用内科药物治疗仍有症状反复，可以考虑血管成形治疗。根据目前少量文献，笔者推测合并 HIV 有可能加重了本病例基底动脉粥样硬化狭窄程度及临床症状，故经权衡，选择了血管内介入治疗。本病例治疗过程顺利，短期疗效可。对于合并 HIV 症状性颅内动脉粥样硬化狭窄患者血管内介入治疗远期疗效还待类似病例的积累。

（马宁　首都医科大学附属北京天坛医院）

【参考文献】

1. CAROD ARTAL F J. Clinical management of infectious cerebral vasculitides. Expert Rev Neurother，2016，16（2）：205-221.

2. DOBBS M R，BERGER J R. Stroke in HIV infection and AIDS.Expert Rev Cardiovasc Ther，2009，7（10）：1263-1271.

3. QURESHI A I. HIV infection and stroke：if not protein S deficiency then what

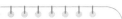

explains the relationship. J Neurol Neurosurg Psychiatry，2005，76（10）：1331.

4. CONNOR M. Human immunodeficiency virus（HIV）and stroke：targets for intervention. Infect Disord Drug Targets，2010，10（2）76-83.

5. ASSALLUM H，ALKAYEM M，SHABAREK N. HIV infection and acute stroke：a case report and a review of the literature. Case Rep Med，2013，2013：892054.

（李风志　整理）

病例 8
HIV 感染相关的杆状体肌病

📋 病历摘要

【基本信息】

患者男性，23 岁，主因"进行性肢体无力 10 个月"入院。

现病史：患者 10 个月前（2020 年 8 月）开始出现双上肢上举费力，逐渐加重至无法将饭、水送至嘴边，无双手无力。2020 年 10 月出现腰痛，双腿上楼感乏力，可蹲下站起，走路内八字。2020 年 11 月出现上楼费力加重，不能双腿交替上台阶，同时发现双侧上臂、双大腿肌肉萎缩。2021 年 1 月出现坐低位不能站起，外院行双大腿肌肉 MRI 检查提示肌肉水肿；肌电图示肌源性损害，未给予特殊治疗。2021 年 3 月出现坐高位不能站起。为求进一步诊治患者来我院就诊，门诊考虑肌病可能性大，建议行肌肉活检。2021 年 5 月患者肌肉活检结果提示为杆状体肌病，门诊遂以"杆状体肌病"收入院。

既往史：2 年前确诊 HIV 感染，7 个月前开始 HAART，方案为拉米夫定 0.3 g 每日 1 次、富马酸替诺福韦二吡呋酯 0.3 g 每日 1 次、依非韦伦 0.6 g 每日 1 次。患者 15 岁时患有肺结核，抗结核治疗 2 年痊愈。否认高血压、糖尿病等慢性病病史。否认肝炎等其他传染病病史。否认药物及食物过敏史。否认手术、外伤及输血史。按计划进行预防接种。

个人史：患者儿时运动发育正常。无疫区、疫水接触史。无放射性物质及毒物接触史。否认烟酒嗜好。未婚未育。有同性性行为。

家族史：否认遗传性疾病家族史。

【体格检查】

体温 36.5 ℃，脉搏 70 次 / 分，呼吸 18 次 / 分，血压 120/75 mmHg。神经系统查体：意识清楚，语言流利，高级皮质功能、脑神经及四肢深浅感觉检查未见异常。颈屈伸肌力 5 级。四肢近端肌力 2 ～ 3 级，双上肢外展＜ 30°，四肢远端肌力 5 级。四肢近端、肩胛部、臀部肌肉萎缩，翼状肩胛，卧位起坐不能，坐位不能站起，翻身困难，Gowers 征阳性。四肢腱反射弱，无病理征。心、肺、腹体格检查未见异常。

【辅助检查】

实验室检查：血清肌酸激酶（creatine kinase，CK）202.4 U/L。血尿便常规、凝血六项、抗核抗体、可提取核抗原抗体谱、乙型肝炎五项、丙型肝炎抗体、梅毒螺旋体抗体均阴性。HIV 病毒载量未测到。$CD4^+$ T 淋巴细胞计数为 585 cells/μL。多次查痰抗酸染色均阴性。血清免疫固定电泳：血中免疫球蛋白为多克隆性，未见单克隆免疫球蛋白区带。肌炎抗体检查未见异常。超声检查：心脏、腹部超声未见明显异常。神经电生理检查：肌电图示肌源性损害，感觉神经传导速

度及运动神经传导速度检查均未见明显异常。影像学检查：肌肉 MRI
检查结果显示双侧臀部及大腿肌肉均未见明显脂肪化改变，主要以水
肿改变为主。胸部 CT 提示左肺尖多发索条及钙化灶，继发肺结核，
硬结钙化为主。肌肉病理结果：骨骼肌的主要病理改变为肌纤维直径
变异显著加大，大量萎缩肌纤维内出现杆状体结构（图 8-1），符合肌
病样病理改变特点，提示有杆状体肌病的可能。未见炎性肌病、肌营
养不良及神经源性骨骼肌损害的典型病理改变特点。电镜观察可见大
量均匀一致的高电子密度杆状体结构（图 8-2）分布于萎缩及正常直
径的肌纤维，杆状体结构在部分区域聚集存在；杆状体出现的区域可
见肌原纤维结构紊乱，肌节结构消失。部分区域可见大量肿胀的线粒
体。基因二代测序：未发现与临床表型相关的致病或潜在致病突变。

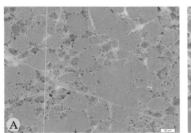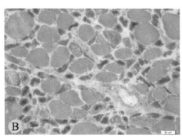

A. 萎缩的肌纤维内可见嗜酸性结构（苏木精 – 伊红染色）；B. 萎缩的肌纤维内可见嗜碱性结构
（杆状体，改良 Gomori 三色染色）。备注：标尺长度 50 μm。

图 8-1　HIV 感染相关的杆状体肌病患者肌肉活检病理

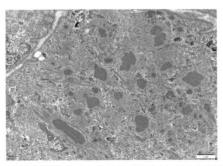

电镜下可见大量杆状体形成，大量肌丝结构被破坏（铅铀双染色）。

图 8-2　HIV 感染相关的杆状体肌病患者肌肉活检电镜

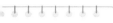

【诊断及诊断依据】

诊断：HIV 感染相关的杆状体肌病（HIV associated nemaline myopathy，HIV-NM）；HIV 感染；陈旧性肺结核。

定位诊断：病变定位于肌肉系统（骨骼肌）。依据：①临床表现为四肢无力和肌肉萎缩；②查体可见四肢近端肌力下降，四肢近端、肩胛部、臀部肌肉萎缩，翼状肩胛，Gowers 征阳性；③肌电图提示为肌源性改变，肌肉 MRI 提示肌肉水肿，肌肉活检提示肌病样病理改变。

定性诊断：患者为青年男性，隐匿起病，主要临床表现为进行性加重肢体近端肌肉无力、萎缩，肌电图提示肌源性损害，肌肉 MRI 提示肌肉水肿，肌肉活检显示大量肌纤维内出现杆状体结构。依据患者临床表现和肌肉病理结果，诊断考虑为杆状体肌病。杆状体肌病可分为遗传性杆状体肌病和获得性晚发性杆状体肌病两种。本病例为成人后发病，需考虑成人起病型的先天性杆状体肌病。不支持点为患者无家族史，基因二代测序未发现与临床表型相关的致病或潜在致病突变，因而暂不考虑为遗传性病因。获得性晚发性杆状体肌病患者没有家族史，多累及成年人，获得性病因可能和单克隆免疫球蛋白血症或 HIV 感染有关。本病例为成年后发病，临床症状出现在 HIV 感染后，故病因考虑和 HIV 感染有关。本列患者最终诊断为 HIV-NM。

【治疗经过】

①给予患者足量静脉滴注免疫球蛋白（intravenous immunoglobulin，IVIG）（2 g/kg，每月 1 次，共给予 3 次），联合口服泼尼松，60 mg/d 起始并缓慢减量至 20 mg 维持治疗半年。继续院前 HAART 方案。②患者既往有陈旧肺结核病史，目前无结核中毒症状，胸部 CT 提示为陈旧结核病灶，实验室检查提示多次痰抗酸染色阴性，细胞免疫

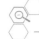

功能无明显异常，不支持患者存在活动性肺结核，未给予抗结核治疗。在随访期间需警惕激素引起的活动性肺结核。

【随访】

因疫情原因，患者未到院复诊，定期电话随访。患者肌无力缓慢改善，行走耐力逐渐好转，目前可长时间逛街游玩。双上肢可平举、上抬至头顶，卧位可起坐，坐低位可站起，可自如上下楼梯。

病例分析

自 1987 年 Dalakas 等报道第 1 例 HIV-NM 以来，目前仅有不到 20 例的病例报道，国内尚无 HIV-NM 病例报道。HIV-NM 临床特点是亚急性发病，表现为四肢近端无力，病理改变特点是肌纤维内出现大量杆状体，可以伴随异常单克隆免疫球蛋白血症，对糖皮质激素和 IVIG 有一定的治疗效果。HIV-NM 发病机制尚不明确，很多学者认为和 HIV 感染触发的自身免疫反应有关。

本病例在入院以前已经接受 HAART 半年以上，但肌无力仍缓慢进展，提示单纯的 HAART 是不够的。本病例肌肉病理存在 MHC-1 弥漫阳性改变，文献报道部分病例病理结果显示有轻微炎性改变，提示这类患者存在免疫异常。复习文献，国外共报道了 16 例患者，10 例患者给予了免疫治疗，治疗方案包括单纯激素治疗、激素联合 IVIG 治疗或血浆置换治疗，治疗后患者肌无力部分或完全恢复。本病例给予 IVIG 联合口服激素治疗，患者肌无力逐渐改善。从治疗角度看，本病例及文献报道的大多数患者在接受免疫治疗后肌无力逐渐恢复，反过来证实 HIV-NM 的发生和免疫因素有关。

在鉴别诊断上，主要和 HIV 感染相关的周围神经病和其他肌病

笔记

相鉴别。根据患者肢体近端无力和萎缩的临床表现及肌电图结果可排除 HIV 感染相关的周围神经病。根据患者的肌肉活检结果可排除其他肌病类型。齐多夫定及其他核苷逆转录酶抑制剂可导致中毒性肌病，鉴别点在于本例患者在接受 HAART 之前已出现相关症状。

病例点评

本病例诊断的突破点在于肌肉活检。肌肉活检对本病例做出正确诊断是必要的，另外在患者免疫治疗的选择上也具有提示意义。HIV-NM 是一种可治性的疾病，在临床上需要仔细予以区分鉴别，以免耽误患者的诊治。对 HIV 患者出现的肢体无力可进行肌肉活检以明确诊断。

（张巍　北京大学第一医院）

【参考文献】

1. MADONIA P，WILSON J，BICAN O，et al. HIV，rods，and the muscles--a discussion about-associated nemaline rod myopathy. J La State Med Soc，2012，164（6）：320-323.

2. PRIOR D E，SONG N，COHEN J A. Neuromuscular diseases associated with human immunodeficiency virus infection. J Neurol Sci，2018，387：27-36.

3. MONFORTE M，PRIMIANO G，SILVESTRI G，et al. Sporadic late-onset nemaline myopathy：clinical，pathology and imaging findings in a single center cohort. J Neurol，2018，265（3）：542-551.

4. LAITILA J，WALLGREN-PETTERSSON C. Recent advances in nemaline myopathy. Neuromuscul Disord，2021，31（10）：955-967.

（李务荣　整理）

病例 9
神经导航联合术中电生理监测
切除艾滋病患者大脑功能区
隐球菌性脑膜炎

病历摘要

【基本信息】

患者男性，40 岁，主因"发作性肢体抽搐半年，头痛 20 天"入院。

现病史：患者于半年前无明显诱因突发右侧肢体抽搐，表现为四肢不自主抽动，右下肢为著，伴肌肉强直、双目向上凝视、口吐白沫、呼之不应。发作前无幻视、幻听、幻嗅，发作时无口角歪斜，无大小便失禁。持续约 3 分钟后自行缓解，遗留右侧下肢麻木、力弱。外院给予卡马西平 0.1 g 每日 2 次 + 加巴喷丁 0.3 g 每日 3 次抗癫痫治疗。上述症状仍间断发作，自第 1 次发作至今发作 4 次。20 天前无明显诱因出现头痛，呈持续性钝痛，位于双侧颞部及顶部，自服"布洛芬"后头痛缓解。再次就诊于外院行头颅 MRI 提示颅内

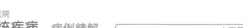

多发占位性病变。今为求进一步诊治入我院。

既往史：10 个月前在当地医院诊断为艾滋病，并启动抗逆转录病毒治疗，方案为替诺福韦 + 拉米夫定 + 多替拉韦（TDF+3TC+DTG），患者服药依从性可。9 个月前在当地医院诊断为"结核性脑膜炎、隐球菌性脑膜炎、马尔尼菲篮状菌病、肺非结核分枝杆菌感染"，并予以对症治疗。目前用药为异烟肼 0.6 g 每日 1 次、利福布汀 0.15 g 每日 1 次、吡嗪酰胺 0.5 g 每日 3 次、乙胺丁醇 1 g 每日 1 次、莫西沙星 0.4 g 每日 1 次、阿奇霉素 0.5 g 每日 1 次抗结核；氟康唑 200 mg 每日 1 次抗真菌；复方磺胺甲噁唑 0.48 g 每日 1 次预防 PCP。

个人史：无特殊。

【 体格检查 】

体温 36.7 ℃，脉搏 87 次 / 分，呼吸 17 次 / 分，血压 125/87 mmHg。神经系统查体：神志清楚，言语流利，自主睁眼，查体合作。双侧瞳孔等大等圆，直径 2 mm，对光反射灵敏，双侧眼球各方向运动良好，左右面纹对称，示齿口角无歪斜，咽反射灵敏，伸舌居中。四肢肌张力正常，右下肢肌力 4 级，余肢体肌力 5 级。共济运动稳准。生理反射正常引出，双侧 Babinski 征阴性。颈强直阴性。闭目难立征阳性。

【 辅助检查 】

疱疹病毒组合Ⅰ + Ⅱ型抗体：HSV-Ⅱ-IgG 阳性。巨细胞病毒抗体检测：CMV-IgG 阳性。艾滋病病毒抗体测定：HIV 抗体阳性。辅助性 T 细胞亚群：$CD3^+$ 200 cells/μL，$CD3^+CD8^+$/$CD45^+$ 58.47%，$CD3^+CD8^+$ 182 cells/μL，$CD3^+CD4^+$/$CD45^+$ 3.87%，$CD3^+CD4^+$ 12 cells/μL，Ratio 0.07。新型隐球菌抗原检测：阳性。全血细胞分析：WBC 2.01×10^9/L，NE 1.18×10^9/L，LY% 13.90%，LY 0.28×10^9/L，MO% 24.40%，HGB 119.00 g/L。头颅 MRI（图 9-1）：左侧额顶枕叶

及双侧小脑半球占位性病变。

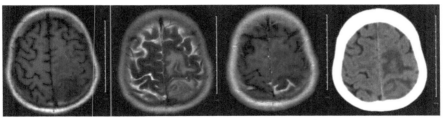

由左向右分别为：T_1、T_2、T_1增强、CT 平扫。

图 9-1　术前 MRI 及 CT

【诊断】

颅内占位性病变（左侧额顶枕叶、双侧小脑半球）；新型隐球菌性脑膜炎；结核性脑膜炎；症状性癫痫；艾滋病；肺非结核分枝杆菌病。

【治疗经过】

入院完善相关检查后，进行多学科会诊排除手术禁忌证及制定治疗方案。于 2021 年 3 月 29 日在全身麻醉下行神经导航引导及电生理监测下左侧顶叶颅内占位切除术（图 9-2）。术中见：脑组织肿胀明显，蛛网膜下隙见脓性物质。在导航系统引导下切除部分肿物，色灰白，呈豆腐渣样，血供丰富，质地较软，边界不清。术程顺利。术后病理提示隐球菌感染（图 9-3）。术后给予氟康唑 600 mg 每 12 小时 1 次静脉滴注 + 氟胞嘧啶 1.5 g 每 6 小时 1 次抗真菌治疗，甘露醇 250 mL 每 12 小时 1 次脱水治疗。抗结核及抗非结核分枝杆菌治疗暂延续原方案：利福布汀 + 异烟肼 + 吡嗪酰胺 + 乙胺丁醇 + 阿奇霉素 + 莫西沙星。抗癫痫用药调整：卡马西平与多替拉韦有相互作用，更换为左乙拉西坦片 0.5 g 每日 2 次 + 加巴喷丁胶囊 0.3 g 每日 3 次。术后患者仍有颅高压症状，继续脱水治疗，密切观察病情，必要时行脑室 – 腹腔分流术。患者术后病情平稳后准予出院。

笔记

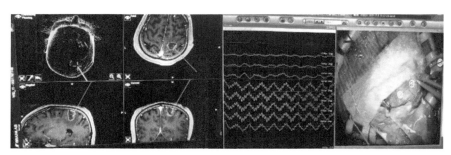

图 9-2 术中导航定位（左图）和术中电生理监测（右图）

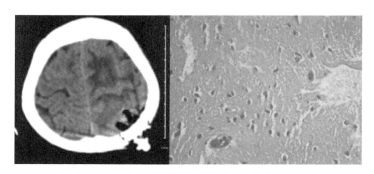

图 9-3 术后 CT 平扫及病理（PAS 染色 ×400）

【随访】

随访 1.5 年，期间患者癫痫控制良好，病情平稳。

病例分析

本例患者入院前有明确的艾滋病及隐球菌性脑膜炎和结核性脑膜炎病史，且进行规律治疗后明显缓解。但经上述治疗 3 个月后患者出现全面性强直 – 阵挛发作（generalized tonic-clonic seizure，GTCS），后于当地医院维持原有治疗方案，癫痫发作仍无法理想控制，且头痛症状加重。入住我院后，组织感染科、神经内科、神经外科、影像科、病理科及药剂科多学科会诊：患者病情危重，首先需要明确颅内病变情况及降低颅内压，缓解患者癫痫发作及高颅压症状；其次需要根据病理结果决定下一步治疗方案；同时，由于患者合并多系统感染，需考虑治疗药物的相互作用，避免用药不合理。

由于病变位于功能区，手术切除病变时极易损伤功能区，导致术后肢体感觉活动障碍，甚至有加重术后癫痫发作可能。因此，术前利用多模态影像构建病变及周围血管、脑组织的三维关系，制订手术切口、入路及术中探查计划，并利用神经导航仪进行术中实时导航定位，减少不必要的损伤。同时，在分离病变与脑组织界面时，为确保患者功能区安全，我们进一步使用了术中电生理监测仪来实时为术者反馈切除情况，避免分离动作过大损伤正常组织。由于艾滋病脑病的特殊性，笔者团队观察到此类病变与周围组织结构界线不清或者粘连紧密，术中分离时难度较大，易造成周围结构损伤。神经导航能够确保在切除病变前实时定位病变与正常组织结构界面与相对位置，在术前计划与术中前期切除过程中对术者具有重大的定位意义，从而能够确保手术的精确性。然而，当病变与正常组织结构出现相对位置变化时，便会出现"漂变"，影响导航的精确性；此时，利用术中电生理监测的波形变化来为术者提供功能区的损伤情况，确保手术的精确，不仅能够保留患者功能，而且能够最大限度地切除病变。

多替拉韦主要由 UGT1A1 代谢，CYP3A 是次要途径，卡马西平是这些酶的有效诱导剂，应避免卡马西平或奥卡西平与阿扎那韦或多替拉韦联合用药，因为可能存在病毒学治疗失败的风险；对于这两种药物，强烈建议采用治疗药物监测，最终结合增加抗逆转录病毒药物剂量。无或最低酶诱导特性的抗癫痫药物包括左乙拉西坦、加巴喷丁、拉考沙胺、拉莫三嗪、普瑞巴林，耐受性良好，可供选择使用。

目前缺乏探索 HIV 癫痫发作的动物研究，为了更好地理解 HIV

笔记

引起的脑损伤机制，并研究 AEDs-HAART 相互作用的机制，需要这样一个 HIV 诱导的脑损伤动物模型。

 病例点评

  在过去的 20 年里，研究人员一直致力于探索病因与艾滋病患者癫痫发作之间的相关性。迄今为止，大多数研究只是表明，中枢神经系统机会性感染，如弓形虫脑炎、结核病、进行性多灶性白质脑病或隐球菌性脑膜炎是癫痫发作的主要预测病因。但由于样本数量有限，对病变的特征、部位、影像学表现等缺乏具体分析，不足以得出确切结论。虽然先前的研究表明，HIV 感染患者癫痫发作主要发生在以下情况：中枢神经系统机会性感染、艾滋病继发性肿瘤、药物毒性反应、代谢和电解质紊乱或免疫重建炎症综合征，然而，与 HIV 感染患者癫痫相关的致病因素仍有待完全阐明。

（冯恩山　首都医科大学附属北京地坛医院）

【参考文献】

1. 杨凯，窦长武.神经导航结合术中辅助技术在颅脑手术中的应用.中华神经外科杂志，2018，34（9）：945-948.

2. ASCONAPÉ J J. Pharmacokinetic considerations with the use of antiepileptic drugs in patients with HIV and organ transplants. Curr Neurol Neurosci Rep，2018，18（12）：89.

3. CATTANEO D，BALDELLI S，COZZI V，et al. Drug-drug interactions between antiretrovirals and carbamazepine/oxcarbazepine：a real-life investigation. Ther Drug Monit，2020，42（2）：330-334.

（王建波　王芳　整理）

病例 10
新型隐球菌性脑膜炎的高颅压管理——VPS

病历摘要

【基本信息】

患者男性，39岁，主因"头痛伴发热4月余，发现HIV抗体阳性3月余"入院。

现病史：患者4月余前无明显诱因出现头痛，位于后枕部，疼痛程度可耐受。自行口服"感冒药"后未见明显好转，头痛逐渐加重，疼痛剧烈，不能耐受，伴有发热，体温最高达39 ℃。无寒战、大汗，无咳嗽、咳痰，无腹痛、腹泻，无尿频、尿急。当地诊所给予退热、止痛治疗，头痛好转，体温下降。后患者出现反复头痛，疼痛程度较剧烈，伴发热、口腔黏膜白斑、食欲减退、恶心、呕吐。3月余前就诊于当地医院，查HIV抗体阳性，确证阳性。完善腰椎穿

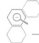

刺（具体不详），考虑为新型隐球菌性脑膜炎，予以甘油果糖降颅压、静脉滴注两性霉素 B 治疗，头痛好转后出院。为进一步诊治入住我院。查 CD4$^+$T 淋巴细胞 8 cells/μL，HIV RNA 51 118 copies/mL，腰椎穿刺提示颅内压 270 mmH$_2$O，隐球菌抗原阳性，考虑诊断新型隐球菌性脑膜炎。予以两性霉素 B 联合氟胞嘧啶抗隐球菌治疗（2021 年 7 月 30 日），但患者出现贫血和肾功能损伤 [HGB 78 g/L，eGFR 42 mL/（min·1.73 m^2）]，逐渐停用两性霉素 B，改用氟康唑 400 mg 每 12 小时 1 次，联合氟胞嘧啶 [100 mg/（kg·d）] 2 g 每日 4 次治疗。患者经过治疗后头痛较前减轻，eGFR 逐渐恢复正常。结合患者 HIV 耐药报告（对非核苷类逆转录酶抑制剂低度耐药），在抗隐球菌治疗 39 天后启动抗逆转录病毒治疗，方案为艾考恩丙替片，患者好转出院。出院后继续服用氟康唑联合氟胞嘧啶，但患者仍感头痛，再次入院治疗。患者自发病以来，精神可，饮食睡眠差，大小便正常，体重未见明显变化。

既往史：平素健康状况良好，否认高血压、冠心病、糖尿病病史，否认其他传染病病史，否认食物、药物过敏史，否认手术、外伤史。

个人史及婚育史：出生于河北省沧州市，无地方病疫区居住史，无传染病疫区生活史，无冶游史，吸烟 15 年，15 支 / 日，偶尔喝酒；离异，已育。

【体格检查】

体温 37.6 ℃，脉搏 79 次 / 分，呼吸 22 次 / 分，血压 138/89 mmHg，身高 175 cm，体重 80 kg。神经系统查体：神志清楚，精神萎靡，言语流利，自主睁眼，查体合作。双侧瞳孔等大等圆，直径 2 mm，对光反射灵敏，双侧眼球各方向运动良好，视力、视野正常。左右面纹对称，示齿口角无歪斜，咽反射灵敏，伸舌居中。感觉对称无异常，四肢肌力、肌张力正常，共济运动稳准。生理反射正常引出，双侧 Babinski 征阴性，颈强直阳性，颌下两指，脑膜刺激征阳性。腹部平软，无压痛及反跳痛，移动性浊音阴性。

【辅助检查】

头颅增强 MRI（分流术前）：双侧大脑及小脑脑沟 FLAIR 高信号，增强扫描后大脑及小脑脑膜强化。诸脑室大小、形态未见明显异常，诸脑沟、脑池未见明显扩张，中线结构居中。结论：大脑及小脑脑膜异常强化，考虑隐球菌性脑膜炎可能性大。

血液化验（分流术前 20 天）：HIV 抗体、HIV-1 P24 抗原阳性（ELISA），HIV 病毒载量 67 copies/mL，$CD4^+T$ 淋巴细胞 65 cells/μL，EBV-IgM 阴性，EBV DNA 阴性，TPPA/TRUST 阴性，TOX-IgM/IgG 阴性，CMV-IgM 阴性，CMV DNA 阴性。

脑脊液化验（分流术前 1 个月）：总细胞 621 cells/μL，白细胞 609 cells/μL，单核细胞 59%，UCFP 195.8 mg/dL，GLU 3.44 mmol/L，Cl^- 122.9 mmol/L，墨汁染色见到隐球菌，新型隐球菌抗原阳性，曲霉菌半乳甘露聚糖检测 0.02 μg/L。

脑脊液化验（分流术前 1 周）：总细胞 83 cells/μL，白细胞 65 cells/μL，单核细胞 80%，UCFP 70.1 mg/dL，GLU 2.53 mmol/L，Cl^- 123.2 mmol/L，墨汁染色见到隐球菌，新型隐球菌抗原阳性。

【诊断及诊断依据】

诊断：新型隐球菌性脑膜炎；艾滋病。

定位诊断：患者颅高压及脑膜刺激征表现明显，影像学无明显占位性病变，广泛脑膜强化，脑沟变浅，定位诊断为脑膜广泛炎性改变，脑实质肿胀。

定性诊断：患者系 HIV 感染者，免疫功能严重受抑制，易并发机会性感染及艾滋病相关肿瘤性病变，脑脊液墨汁染色见隐球菌。
患者新型隐球菌性脑膜炎诊断明确。

【治疗经过】

入院后继续延用艾考恩丙替片抗逆转录病毒治疗、氟康唑联合氟胞嘧啶抗隐球菌治疗，其中氟康唑加量至 600 mg 每日 2 次，并重新开始更长时间的诱导治疗（10 周）。目前患者颅内高压症状明显，药物降压效果差，脑脊液化验蛋白高、细胞数高，2021 年 11 月 6 日予以腰大池置管持续外引流降颅压治疗，引流袋置于外耳道上 15 ~ 20 cm，每日引流脑脊液 200 mL 左右，患者仍有轻度头痛。2 周后患者脑脊液化验合格，堵管风险降低。于 2021 年 11 月 25 日予以拔除腰大池置管并行脑室 - 腹腔分流术，手术顺利。术后当天头颅 CT 显示穿刺道无出血，引流管位置良好，可调压分流泵压力设定为 2.5 档。术后继续抗隐球菌 + 抗逆转录病毒治疗。手术前后患者头颅影像变化见图 10-1。

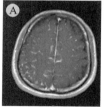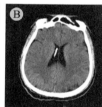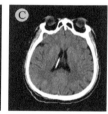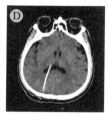

A. 术前头颅增强 MRI；B ~ D. 术后当天头颅 CT。

图 10-1 患者头颅影像

【随访】

患者术后头痛症状逐渐缓解，至随访日（2022 年 8 月 22 日）未发生分流器堵管事件。再次诱导治疗 10 周后脑脊液隐球菌墨汁染色呈阴性，继续该方案进行 6 周的巩固治疗，之后改为氟康唑 200 mg 每日 1 次，维持治疗 1 年。

病例分析

在艾滋病患者中，新型隐球菌感染是一种严重的机会性感染，隐球菌具有极强的嗜神经性，其引起的新型隐球菌性脑膜炎（cryptococcal meningitis，CM）是成人脑膜炎最常见的病因，尤其是在 HIV 感染者中，CD4$^+$T 淋巴细胞计数 < 100 cells/μL 的 HIV 感染者隐球菌抗原阳性检出率平均为 6.0%。90% 的 CM 病例见于该人群，若不治疗或治疗不及时，患者多在 2 周内死亡。

鉴别诊断：对于有发热和头痛症状的晚期艾滋病患者，鉴别诊断包括弓形虫病、结核性脑膜炎和梅毒。弓形虫病患者可存在局灶性表现，如特定肢体无力；而 CM 患者通常表现为脑膜刺激症状或存在脑神经病变，特别是第Ⅵ脑神经。结核性脑膜炎患者可能还存在其他诊断线索，如咳嗽、咯血和胸部 X 线片结果异常。伴有无菌性脑膜炎的二期梅毒患者通常表现为播散性斑丘疹，但精神状态正常。

治疗分析：对于艾滋病合并 CM 的患者，目前主要采用抗真菌、抗逆转录病毒及控制颅内高压等综合治疗方式。其中，积极充分的抗真菌治疗是治疗 CM 的根本措施。抗真菌治疗的最佳方法包括 3 个阶段：诱导治疗期（≥ 4 周）、巩固治疗期（≥ 6 周）和随后的维持治疗期（至少 1 年，以降低复发风险）。首选诱导方案包括两性霉素 B 联合氟胞嘧啶，疗程 4 周以上，病情稳定后改为氟康唑。但由于两性霉素 B 的不良反应相对较多，尤其是肾毒性，且其不良反应与累计剂量相关，对于肾功能不全的患者，可选用氟康唑联合氟胞嘧啶作为诱导治疗方案。对于复发或难治性 CM，需立即重新开始更长时间（4 ～ 10 周）的诱导治疗，且药物剂量需加大。该患者在规范抗隐球菌治疗后脑脊液培养持续阳性，根据 2010 年美国传染

笔记

病学会指南，对于诊断为难治性 CM 者，氟康唑加量至 600 mg 每日 2 次，并重新开始诱导治疗（10 周）。

在抗真菌治疗过程中，患者经常因无法耐受颅内高压（intracranial hypertension，ICH）导致的脑疝而死亡。所以有效控制 ICH，争取抗真菌治疗的宝贵时间是 CM 患者预后良好的重要因素，也是降低患者死亡率的关键因素。多次、间断腰椎穿刺释放脑脊液，持续腰大池外引流和脑室 – 腹腔分流术（ventriculoperitoneal shunt，VPS）是 ICH 患者的重要管理策略，脱水药物联合反复腰椎穿刺放液仍是国内外目前治疗隐球菌性脑膜炎 ICH 的最常用方法。但如前所述，CM 的治疗是一个长期的过程，且易复发，频繁腰椎穿刺对患者身体和心理是一种沉重的负担，且过多的脱水药物会导致患者电解质及肝肾功能紊乱。研究表明，对隐球菌感染导致的脑膜炎合并 ICH 患者，早期积极实施 VPS 可以降低颅内压，明显改善预后。然而，对 HIV 感染患者进行 VPS 仍有争议。一些研究表明，在免疫抑制患者中行 VPS 可能因真菌高负荷或高蛋白而导致分流装置堵塞，也可能因隐球菌排入腹腔而导致腹膜隐球菌传播，因分流管腹腔端炎症导致粘连而加重分流器堵塞程度。但同时，其他研究表明，VPS 可以减少脑室内过量的脑脊液和真菌负荷，将大量带菌的脑脊液引至腹腔，由强大的腹膜吸收，减少了颅内隐球菌的数量，相比血脑屏障，抗真菌药物在腹腔更易达到血药浓度，引流至此的隐球菌更易被杀灭。因此，患有 ICH 的 CM 患者即使脑脊液培养阳性也应考虑 VPS。但对于艾滋病合并 CM 患者，其 VPS 术后发生分流器堵管事件的概率高，导致手术失败，需多次行修复手术。因本例患者脑脊液细胞数、蛋白质水平高，对其早期行 VPS 术后发生堵管风险更高，故采用腰大池置管持续外引流净化脑脊液，1 周后患者脑脊液性质好转后予以行 VPS 手术。

笔记

病例点评

CM 是艾滋病患者主要机会性感染和常见死亡原因之一，也是最常见的中枢神经系统真菌感染，具有治疗困难、死亡率高、病程长等特点。及时有效控制颅内压，改善临床症状，为抗真菌治疗的成功赢得足够的时间，是降低早期病死率的关键。在正规抗真菌治疗的前提下，CM 合并 ICH 患者行 VPS 的手术适应证须满足条件 1 加上条件 2 中至少 1 项。条件 1：全身炎性反应轻或无；且无继发颅内细菌感染（体温等生命体征平稳、血常规基本正常、血与脑脊液细菌培养阴性）。条件 2：①难以控制的颅内高压，特别是压力＞350 mmH$_2$O；②伴视力、听力及其他脑神经损害症状；③不能耐受脱水药物的不良反应。当患者还不具备 VPS 条件或发生堵管风险较高时，可采用腰大池置管引流、脑室外引流进行过渡性治疗，一旦条件成熟，VPS 对于 CM 患者 ICH 的疗效是肯定的。

（冯恩山　首都医科大学附属北京地坛医院）

【参考文献】

1. 王芙蓉，梁奇明 . 隐球菌性脑膜炎 . 中华神经科杂志，2022，55（8）：886-892.

2. 中华医学会感染病学分会 . 隐球菌性脑膜炎诊治专家共识 . 中华传染病杂志，2018，36（4）：193-199.

3. WU L，XIAO J，SONG Y，et al. The clinical characteristics and outcome of cryptococcal meningitis with AIDS in a tertiary hospital in China：an observational cohort study. BMC Infect Dis，2020，20（1）：912.

（丁兴欢　整理）

病例 11
新型隐球菌性脑膜炎的高颅压管理——改良 VPS

📋 **病历摘要**

【基本信息】

患者男性，29 岁，主因"发现 CM 半年，发热 2 周，癫痫发作 1 周"入院。

现病史：患者半年前因"头痛"就诊于当地医院，诊断为新型隐球菌性脑膜炎，当时脑脊液压力达 330 mmH₂O 以上，予以两性霉素 B 抗真菌治疗，并于 2019 年 12 月 6 日在当地医院行侧脑室外引流术，2019 年 12 月 30 日行腰大池外引流术，2020 年 1 月 13 日行 Ommaya 囊置入，出院后患者每日自行从 Ommaya 囊穿刺抽吸脑脊液，期间口服氟康唑及氟胞嘧啶。2 周前患者无明显诱因出现发热，最高达 39 ℃，予以"对症退热"治疗后体温下降。1 周前患者出现右侧肢体抽搐，无口吐白沫，无嘴角歪斜，无意识丧失，无大小便失禁，持续约 5 分钟后自行缓解，每日发作 3 次左右，发作后右侧肢体麻木及肌力下降。我院门诊以"新型隐球菌性脑膜炎"收入院。患者自发病以来，精神弱，饮食、睡眠可，大小便正常，体重未见明显下降。

既往史：平素健康状况一般，发现 HIV 感染 4 年余，规律进行抗逆转录病毒治疗 [富马酸替诺福韦二吡呋酯（TDF）+拉米夫定（3TC）+依非韦伦（EFV）方案]。否认高血压、冠心病、糖尿病病史，否认其他传染病病史，否认食物、药物过敏史，否认外伤史。

个人史及婚育史：生于黑龙江省，无冶游史，否认吸烟、饮酒史；未婚未育。

【 体格检查 】

体温 36.8 ℃，脉搏 86 次 / 分，呼吸 20 次 / 分，血压 120/80 mmHg。神经系统查体：神志清楚，精神萎靡，言语流利，自主睁眼，查体合作。右额可见手术瘢痕，顶部可见局部头皮肿胀，Ommaya 囊为中心皮下积液，张力较高，直径约 5 cm，局部皮肤红肿、渗液。双侧瞳孔等大等圆，直径 2 mm，对光反射灵敏，双侧眼球各方向运动良好，视力、视野正常。左右面纹对称，示齿口角无歪斜，咽反射灵敏，伸舌居中。感觉对称无异常，四肢肌力、肌张力正常，共济运动稳准。生理反射正常引出，双侧 Babinski 征阴性，颈强直阳性。心、肺、腹查体未见明显异常。

【 辅助检查 】

头颅增强 MRI（VPS Ⅰ 期术前）：大脑硬脑膜广泛强化，脑组织弥漫性水肿。

脑脊液化验（VPS Ⅰ 期术前）：新型隐球菌抗原阳性，墨汁染色未见隐球菌，总细胞 768 cells/μL，白细胞 767 cells/μL，单核细胞 70%，UCFP 101.7 mg/dL，GLU 3.55 mmol/L，Cl⁻ 123.3 mmol/L。

血液化验（VPS Ⅰ期术前）：白细胞 11.06×10^9/L，中性粒细胞比例 79.5%，新型隐球菌抗原阳性；TPPA 阳性，TRUST 阴性；HIV 抗体、HIV-1 P24 抗原阳性（ELISA），HIV 病毒载量 167 copies/mL，CD4⁺T 淋巴细胞 195 cells/μL。

脑脊液化验（VPS Ⅱ期术前）：总细胞 220 cells/μL，白细胞 20 cells/μL，单核细胞 70%，UCFP 20.6 mg/dL，GLU 3.79 mmol/L，Cl⁻ 125.3 mmol/L，新型隐球菌抗原阳性，墨汁染色未见隐球菌。

【诊断】

新型隐球菌性脑膜炎；Ommaya 囊置入术后；脑室穿刺术后；继发性癫痫；艾滋病；梅毒。

【治疗经过】

入院后给予 ART 抗病毒、丙戊酸钠 500 mg 每日 2 次抗癫痫、氟康唑 200 mg 每日 1 次维持抗隐球菌治疗。Ommaya 囊处皮下放置留置针接引流袋引流脑脊液，2020 年 6 月 5 日在全身麻醉下行改良 VPS Ⅰ期（脑室－腹壁长程外引流术），持续外引流脑脊液，脑脊液细胞数及蛋白下降至正常水平后于 2020 年 6 月 18 日在全身麻醉下行 VPS Ⅱ期（可调压分流泵置入＋腹腔端引流管置入术），可调压分流泵压力设定为 2.5 档。手术前后患者头颅影像变化见图 11-1。

【随访】

患者术后头痛症状逐渐缓解，至随访日（2022 年 8 月 22 日）未发生分流器堵管事件。患者维持抗隐球菌治疗 1 年后逐渐停药，未再复发。抗癫痫治疗 1 年期间癫痫未再发作，逐渐停药。

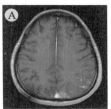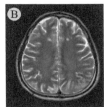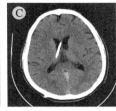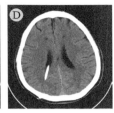

A、B. 头颅增强 MRI；C、D. 术后当天头颅 CT。

图 11-1　患者头颅影像

病例分析

　　患者新型隐球菌性脑膜炎病史明确，本次入院脑脊液墨汁染色未见隐球菌，前期抗隐球菌治疗有效，继续氟康唑 200 mg 每日 1 次维持治疗。患者颅内高压症状明显，Ommaya 囊处脑脊液外溢至皮下，局部皮肤由于频繁穿刺红肿、渗液，脑脊液化验蛋白质高、细胞数高，考虑存在中枢神经系统感染，入院前患者发热及癫痫症状考虑由此引起。短期内予以皮下放置留置针外接无菌引流袋引流脑脊液，起到临时降低颅内压和净化脑脊液的作用。患者继发性癫痫诊断明确，建议予以抗癫痫治疗。抗癫痫药物与抗逆转录病毒药物间存在药物相互作用，可能影响药物疗效。具有酶诱导作用的传统抗癫痫药物如苯巴比妥、苯妥英钠、卡马西平等，可降低细胞色素 P450 系统代谢途径代谢的非核苷类逆转录酶抑制剂（non-nucleoside reverse transcriptase inhibitors，NNRTI）和蛋白酶抑制剂（protease inhibitor，PI）的有效剂量。该患者正在服用包括 PI 和 NNRTI 的抗逆转录病毒药物，应当避免使用酶诱导性的抗癫痫药物，以防止疾病进展出现临床并发症及抗逆转录病毒抵抗，予以丙戊酸钠缓释片抗癫痫治疗。针对患者 ICH 的治疗，皮下引流只能暂时性降颅压，

笔记

71

可行 VPS 解决 ICH 问题，但目前患者脑脊液有感染表现且高蛋白易造成分流术后分流管堵塞，故前期我科通过总结经验将传统 VPS 进行了创新性的改良，即Ⅰ期行侧脑室 – 腹壁长程外引流术（不放置分流泵，腹腔端引流管旷置外引），待脑脊液性状好转后，Ⅱ期行分流泵置入及腹腔端引流管置入术，如图 11-2。

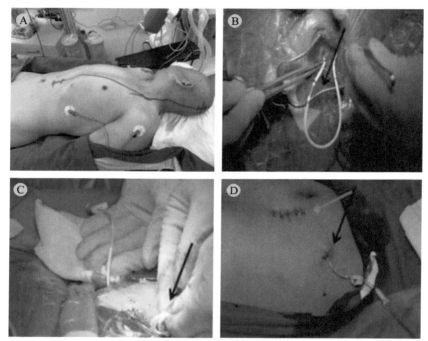

A. 手术体位及切口；B. 脑室端与腹腔端以留置针连接固定（黑色箭头处）；C. 多余引流管埋于腹部皮下备用Ⅱ期腹腔端引流管置入术（黑色箭头处）；D.Ⅰ期腹腔端穿皮肤行外引流（黑色箭头处）及多余引流管放置的位置（红色箭头）。

图 11–2　改良 VPS Ⅰ期（脑室 – 腹壁长程外引流术）的重要操作细节

病例点评

　　与传统术式相比，该改良 VPS 将手术分为两期进行，优点如下：①避免了早期分流泵及腹腔端引流管堵塞的风险；②该术式可将高病菌负荷的脑脊液引流至体外，增加了抗隐球菌的疗效；③Ⅰ期术后外接颅内压监测系统可达到早期更精准的颅内压管理，避免引流过度或引流不足；④存在中枢神经系统感染时还可通过引流管向脑室内注入抗生素，以便更快、更直接地控制感染。但同时该术式也存在一些缺点：①分期手术可增加患者心理负担；②2次手术可增加患者经济负担，但从长远来看可减少患者总的手术次数及手术费用；③2次手术及Ⅰ期手术后引流管外置，增加了外源性感染的风险，但其皮下引流距离长，通过引流通道导致逆行性感染的风险可基本忽略，引流袋定期更换（每周）可减少感染风险；④Ⅰ期手术后为保持颅内压力稳定，患者需绝对卧床，增加了深静脉血栓的风险；⑤引流管远端原有孔道结构破坏，置入腹腔后增加了堵管的风险。因此，该术式仅适用于堵管风险较高的新型隐球菌性脑膜炎或脑积水患者。

（冯恩山　首都医科大学附属北京地坛医院）

【参考文献】

1. 陈世超，冯恩山，李培亮，等 . 脑室 – 腹壁长程外引流术和二期脑室 – 腹腔分流术在神经外科中的应用体会 . 中华神经外科杂志，2021，37（7）：711-712.

（丁兴欢　整理）

病例 12
新型隐球菌性脑膜炎裂隙样脑室的高颅压管理

病历摘要

【基本信息】

患者男性，28岁，主因"头痛、发热、肢体麻木23天，脑神经障碍17天"入院。

现病史：患者23天前无明显诱因出现头痛、发热、肢体麻木，头痛位于顶枕部，呈持续性钝痛，体温最高37.5 ℃，自服"感冒药"无好转，四肢间断性麻木，位于四肢及手足指尖，持续半小时后可自行缓解。伴有头晕、恶心、呕吐，呕吐物为胃内容物，非喷射性，未予以特殊处理。17天前患者无明显诱因出现复视、味觉减退、听力降低，就诊于当地医院，查MRI考虑"脑神经炎"。6天前出现间断嗜睡，能唤醒，对答正常，但躁动，无肢体抽搐，于当地另一医院查 HIV 抗体初筛阳性，遂就诊于北京某医院，查脑脊液压力大于 330 mmH$_2$O，脑脊液涂片见隐球菌，诊断"艾滋病，隐球菌性脑膜炎"，给予两性霉素 B（20 mg 2 日，50 mg 1 日，70 mg 2 日，90 mg 2 日）联合氟胞嘧啶 2.5 g 每日 4 次治疗，并予以地塞米松 5 mg 预防两性霉素 B 不良反应。2 日前患者出现头痛加重，伴恶心、呕吐，双侧瞳孔不等大，呼吸、心率减慢（具体不详），CT 检查排除脑出血，北京某医院考虑"脑疝"，予以脱水、镇静治疗。1 日前出现窦性心动过速，心率 160 次 / 分，血压 170/120 mmHg，予以盐酸乌拉地尔治疗，心率降至 120 次 / 分左右，为进一步诊治来我院。患者自发病以来，精神差，食欲降低，二便不详，导尿状态，体重变化不详。

既往史：平素健康状况一般，否认高血压、冠心病、糖尿病病史，否认其他传染病病史，否认食物过敏史，应用阿奇霉素会出现恶心、呕吐，否认其他药物过敏史，否认手术、外伤史。

个人史及婚育史：生于河北省，无地方病疫区居住史，无传染病疫区生活史，无冶游史，否认吸烟史，有饮酒史，间断少量饮酒；未婚未育。

【 体格检查 】

体温 36.8 ℃，脉搏 116 次 / 分，呼吸 25 次 / 分，血压 144/82 mmHg，身高 183 cm，体重 80 kg。神经系统查体：神志嗜睡，呼唤睁眼，言语较弱。胃管、尿管置入，左臂大片淤斑，约 10 cm×18 cm，右侧锁骨下静脉置管。双侧瞳孔等大等圆，直径 2 mm，对光反射灵敏，左侧眼球外展稍受限，复视。左右面纹对称，示齿口角无歪斜，双耳听力稍降低，味觉减退，咽反射灵敏，伸舌居中。感觉对称无异常，左侧肢体及右上肢肌力 5 级，右下肢肌力 3 级，四肢肌张力正常，共济运动稳准。生理反射正常引出，双侧 Babinski 征阴性，颈强直阳性。腹部平坦柔软，全腹无压痛及反跳痛，移动性浊音阴性。

【辅助检查】

头颅 CT（术前）：颅内未见明显异常高或低密度影；双侧侧脑室缩小，呈裂隙样，脑沟变浅。

血液化验（术前）：白细胞 15.27×10^9/L，中性粒细胞比例 88.1%，SAA 448.4 mg/L，真菌 D- 葡聚糖 14.4 pg/mL；TPPA/TRUST 阴性，CMV-IgG 阳性，CMV-IgM 阴性，CMV DNA 阴性，TOX-IgM/TOX-IgG 阴性，EB-IgM 阴性，EBV DNA 血清阴性，EBV DNA 全血 88 500 copies/mL；新型隐球菌抗原阳性；HIV 抗体、HIV-1 P24 抗原阳性（ELISA），HIV RNA 38 702 copies/mL，CD4$^+$T 淋巴细胞 19 cells/μL。

脑脊液化验（术前）：新型隐球菌抗原阳性，墨汁染色见到隐球菌，涂片见到真菌孢子，抗酸染色阴性；总细胞 20 cells/μL，白细胞 10 cells/μL，单核细胞阴性，UCFP 26.9 mg/dL，GLU 2.87 mmol/L，Cl$^-$ 127.9 mmol/L；HIV RNA 4425 copies/mL。

脑脊液化验（术后 1 周）：总细胞 30 cells/μL，白细胞 20 cells/μL，UCFP 58.5 mg/dL，GLU 4.46 mmol/L，Cl$^-$ 124.5 mmol/L，涂片未见真菌，真菌培养 5 天见新型隐球菌。

【诊断】

新型隐球菌性脑膜炎；艾滋病。

【治疗经过】

入院后予以两性霉素 B 50 mg 每日 1 次＋氟胞嘧啶 1.5 g 每 6 小时 1 次继续抗隐球菌治疗。腰椎穿刺粗测脑脊液压力＞ 330 mmH$_2$O，脑脊液性质良好，分流器堵管风险低，于 2022 年 1 月 10 日在全身麻醉下行导航下脑室 – 腹腔分流术（ventriculoperitoneal shunt，VPS），分流泵压力设定为 2.5 档。术后头颅 CT 提示分流管位置良好，患者头痛好转，右下肢肌力恢复，但仍有复视。后续给予患者抗隐球菌诱导治疗 4 周，巩固期采用氟康唑 400 mg 每 12 小时 1 次联合氟胞嘧啶 1.5 g 每 6 小时 1 次方案治疗 6 周，维持期采用氟康唑 200 mg 每日 1 次方案治疗 1 年。同时，在诱导治疗 4 周后开始启动 ART。手术前后患者头颅影像变化见图 12-1。

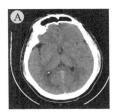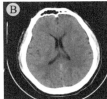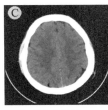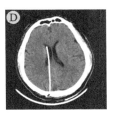

A ～ C. 术前头颅 CT；D. 术后当天头颅 CT。

图 12-1　患者头颅影像

【随访】

至随访日（2022 年 8 月 25 日）患者未发生分流器堵管事件，目前患者维持抗隐球菌治疗，活动自如，无癫痫发作，无头痛等不适。

病例分析

该患者颅高压表现明显，脑室缩小呈裂隙样（图 12-1A），脑沟变浅（图 12-1C），脑实质弥漫性肿胀，脑脊液墨汁染色见隐球菌，患者新型隐球菌性脑膜炎（cryptococcal meningitis，CM）诊断明确。新型隐球菌有很强的侵袭性，除了侵犯脑膜，几乎总是累及脑实质，引起脑膜脑炎，导致弥漫性脑水肿。前期本中心总结了 44 例艾滋病合并 CM 患者，影像主要表现为弥漫性脑肿胀、脑沟变浅，在 44 例患者中，除 1 例合并梗阻性脑积水脑室明显扩张外，其余 43 例脑室均无明显扩张，其中 34 例（77.3%）双侧脑室明显缩小呈裂隙样。

笔记

因大多患者脑室无明显扩张，甚至呈裂隙样改变，导致脑室穿刺困难，故以往多数患者行腰大池 – 腹腔分流术（lumboperitoneal shunt，LPS），但 LPS 有导致脑疝的潜在风险。神经导航的使用，可显著提高脑室较小患者的脑室端穿刺成功率，该例患者在神经导航辅助下成功穿刺脑室，完成 VPS，取得良好效果。本例患者 VPS 术后早期脑脊液复查发现脑脊液蛋白水平升高，葡萄糖水平正常，体温正常，考虑分流装置的放置导致脑脊液蛋白质水平升高。文献报道可能是由于刺激了脑脊液中细胞因子或趋化因子的产生，导致脑脊液蛋白质水平升高，但也有可能与脑室引流管置入造成的创伤有关。

病例点评

艾滋病相关 CM 患者除了抗真菌、控制颅内高压治疗外，还应使用强效抗逆转录病毒药物进行免疫重建，然而为降低发生免疫重建炎症综合征（immune reconstitution inflammatory syndrome，IRIS）的风险，应在开始抗真菌治疗后 2 ～ 10 周再启动抗逆转录病毒治疗，这与肺孢子菌肺炎等其他机会性感染不同。另外需注意，在结核性脑膜炎的初始治疗中会常规给予糖皮质激素，但在抗隐球菌诱导治疗期间给予糖皮质激素对延长生存期及避免 IRIS 的发生并无益处，且其脑脊液中真菌清除速度显著更慢，更易发生感染、肾脏或心脏不良事件等。此外，因为两性霉素 B 全身给药的疗效良好，并且其他直接给药途径（即鞘内或脑室内给药）可导致蛛网膜炎，所以除极端情况外，不建议采用鞘内或脑室内给药方式。

（冯恩山　首都医科大学附属北京地坛医院）

【参考文献】

1. 李培亮，梁庭毓，梁博，等 . 外科治疗艾滋病合并新型隐球菌脑膜炎所致颅内高压的疗效 . 中华神经外科杂志，2019，35（11）：1152-1154.

2. TAO R，XU L，GUO Y，et al. Ventriculoperitoneal shunt is associated with increased cerebrospinal fluid protein level in HIV-infected cryptococcal meningitis patients. BMC Infect Dis，2022，22（1）：286.

（丁兴欢　整理）

笔记

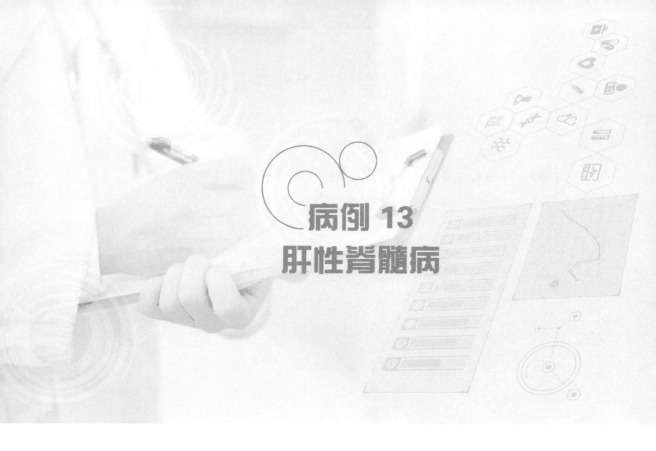

病例 13
肝性脊髓病

病历摘要

【基本信息】

患者男性，50岁，农民，主因"双下肢无力、行走困难2月余"入院。

现病史：患者2月余前无诱因逐渐出现双下肢无力，沉重发僵感，活动欠灵活，自感走路费力，尚可行走。无感觉异常，无二便异常，无上肢无力，无肌肉萎缩，无肉跳感，无视力下降。夜间视线较弱时症状无加重，无穿鞋、上床困难等情况。曾在当地医院骨科及神经内科就诊，行腰椎及颈椎MRI检查，未见明显异常，未进一步治疗。症状逐渐加重，目前行走较前费力，有时需要挂杖。为进一步治疗，转来我院。病程中无发热，饮食较前减少，二便正常，体重下降约 1 kg。睡眠尚可。

既往史：4 年前因腹胀、乏力被诊断为乙型肝炎肝硬化，失代偿期，口服抗病毒及保肝药物。2 年前曾发生 2 次消化道出血，反复出现肝性脑病。否认发病前上呼吸道感染病史及腹泻史，否认发病前疫苗接种史。

个人史及婚育史：中学文化程度，否认吸烟、饮酒史，已婚，配偶、子女体健。

【体格检查】

体温 36 ℃，脉搏 78 次 / 分，呼吸 16 次 / 分，血压 130/80 mmHg。神经系统查体：慢性肝病面容，轻度贫血貌，全身皮肤轻度黄染。神经系统检查：神志清楚，言语流利，高级皮层功能粗测正常。粗测视力正常，双侧瞳孔等大等圆，对光反射灵敏，面纹对称，转颈耸肩有力，伸舌居中。四肢肌肉无萎缩，双上肢肌力 5 级，双下肢肌力 4 级，双上肢肌张力正常，双下肢肌张力呈铅管样升高。Romberg试验（－），剪刀步态。深、浅感觉正常。双上肢腱反射对称（++），双下肢腱反射（+++），双侧掌颌反射（－），双侧踝阵挛（－），双侧Babinski 征（＋），颈软无抵抗。

【辅助检查】

血常规：白细胞 2.15×10^9/L，血红蛋白 91.3 g/L，平均红细胞体积 85 fL，血小板 80×10^9/L。尿、便常规及肿瘤系列、电解质、肾功能、糖化血红蛋白、甲状腺激素、血氨、贫血三项等均正常。凝血六项：凝血酶原时间 15.2 s，凝血酶原活动度 60.8%，活化部分凝血活酶时间 44.5 s。肝功能：门冬氨酸氨基转移酶 47.5 U/L，总胆红素 29.5 μmol/L，直接胆红素 11.5 μmol/L，白蛋白 35.8 g/L，前白蛋白 56.6 mg/L。腹部超声：肝硬化，脾大，腹腔积液。门脉血流：门静脉高压改变，侧支循环形成，脐静脉开放。腹部平扫＋增强MRI：肝硬化，再生结节形成，脾大，食道下段及胃底静脉曲张，脐静脉侧支开放，腹腔积液，肝实质异常信号，左肾受压下移。胸椎MRI：未见异常（图13-1）。腰椎穿刺检查：压力120 mmH$_2$O，白细胞2 cells/μL，蛋白质34.9 mg/dL，OB阴性。

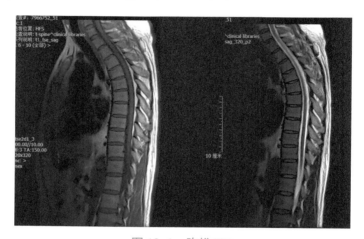

图13-1　胸椎MRI

【诊断及诊断依据】

诊断：肝性脊髓病；活动性乙型肝炎肝硬化失代偿期；脾功能亢进；腹腔积液；低蛋白血症；贫血（轻度）。

定位分析：根据患者主诉下肢无力，查体存在双下肢肌力4级，肌张力升高，腱反射对称活跃，双侧Babinski征阳性，四肢肌肉无萎缩，无肉跳感，定位于双侧皮质脊髓束。

定性分析：根据患者既往乙肝肝硬化失代偿期，反复出现肝性脑病、下肢无力，病变位于双侧皮质脊髓束，腰椎穿刺检查未见异常，贫血三项正常。颈、胸、腰椎MRI未见异常，首先考虑肝性脊髓病。

鉴别诊断：①脊髓亚急性联合变性：该患者多有胃肠道疾病，本病多隐匿起病，逐渐加重，表现为下肢痉挛性瘫痪，可合并下肢

笔记

深感觉障碍、周围神经损害，还可累及括约肌。贫血多为巨幼细胞贫血。经补充维生素 B_{12} 后，症状可缓解。②原发性肌萎缩侧索硬化：本病好发于中老年，主要累及上、下运动神经元，可合并肌肉萎缩、肌束颤动、吞咽困难、舌肌萎缩等，上、下运动神经元均受累为该病的特点。③急性脊髓炎：本病是由各种感染引起的自身免疫反应所致的急性横贯性脊髓炎性病变，累及颈髓较多，脑脊液检查提示白细胞升高，颈椎 MRI 可见病变部位增粗，激素治疗有效。

【治疗经过】

入院后予以保肝、抗病毒、利尿，以及前列地尔改善微循环和 B 族维生素营养神经等治疗，患者症状无好转。

【随访】

随访 3 年，患者未再发生肝性脑病，双下肢力量症状无明显变化。

病例分析

肝性脊髓病（hepatic myelopathy，HM）是多种肝脏疾病终末期一种罕见的神经系统并发症。最早由 Leigh 和 Cand 于 1949 年报道，国内最早是 1976 年由唐山工人医院报道。临床上不常见。发生于肝硬化失代偿期患者，多继发于门 - 体静脉分流术或肝性脑病后。国内 500 多例病例总结发现本病男女发病比例为 6.7 ∶ 1，发病平均年龄为（46.36 ± 17.54）岁，病因前三位分别是乙型肝炎肝硬化（64.41%）、酒精性肝硬化（10.32%）、丙型肝炎肝硬化（7.83%）。

HM 的发病机制尚不清楚，存在 4 种学说：①慢性毒性物质中毒学说：如血氨、硫醇、尿素、铁、铜、锰等绕过肝脏的解毒作用，直接进入血液循环。②营养缺乏学说：肝脏功能不全及门体分流造

笔记

成物质吸收和合成障碍，使 B 族维生素缺乏。③免疫损伤学说：由病毒直接感染和复制引起。④血流动力学改变学说：门静脉高压导致胸、腰段椎静脉丛淤血，使脊髓发生慢性缺血缺氧。本病例患者目前是肝硬化失代偿期，出现消化道出血、反复肝性脑病等情况，相关辅助检查提示门静脉高压，具有发病的条件。

病理、影像改变：HM 的病理改变是侧索对称性脱髓鞘，脊髓全长均可受累，胸腰段明显。少数可出现后索和脊髓小脑束脱髓鞘改变。与之相对应的脊髓 MRI 检查，提示胸段脊髓易于受累，主要是长 T_1、T_2 异常信号。肌电图提示上运动神经元损害，主要表现为 H 反射潜伏期延长，胫后神经的 F 波延长，以脱髓鞘病变为主，可见自发点位及神经传导速度异常。本病例患者在发病过程中，主要表现为皮质脊髓束损害，未出现后索受损的症状，主要累及胸段侧索，曾在骨科等相关科室就诊，因相关部位 MRI 检查未见异常，误诊较长一段时间。

临床表现：包括肝病相关临床表现，如肝性脑病、腹腔积液、胃底静脉曲张等；神经系统表现，主要是脊髓功能受损表现，发生率自高到低分别是双下肢肌力下降（87.37%）、腱反射亢进（76.87%）、肌张力增高（73.13%）、病理征阳性（66.01%）。极少出现自主神经受累。患者临床表现与之符合。

诊断标准：本病临床少见，是一种排除性诊断，容易误诊，需要与脊髓亚急性联合变性等疾病鉴别。目前认为诊断需要符合以下几点：①有肝病史；②有门–体分流（手术或者自然病程）；③隐匿起病，逐渐加重，出现双下肢痉挛性瘫痪，感觉和括约肌功能极少受累；④有反复或者一过性肝性脑病表现；⑤血氨显著升高；⑥脑电图及脑脊液正常，肌电图呈上运动神经元损害，除外其他原因所致脊髓病变。①、③、⑥加上②、④、⑤中一项为诊断标准。该患者除血氨指标未升高以外，均符合诊断标准。

治疗：本病药物及物理治疗效果差，包括保肝、降血氨、营养神经、理疗等。尽早进行肝移植是治疗 HM 最有效的方法，尤其是发病前 10 个月内。

预后：HM 进展缓慢，预后较差。胆碱酯酶越低、Child-Pugh 分级越高，预后越差。患者一般死于肝昏迷、消化道出血或者肝癌等慢性并发症。

病例点评

肝性脊髓病是多种肝脏疾病终末期一种罕见的神经系统并发症，可能与慢性中毒、营养缺乏、免疫损伤、病毒感染及血流动力学改变等因素有关。本病早期诊断难度大，但早期诊断、减少误诊及尽早治疗很重要。本例患者曾经在骨科及神经内科就诊，胸椎及腰椎 MRI 检查未见异常，未意识到 HM 的可能。本文详细记录了患者 HM 相关的病史、体格检查及辅助检查，排除了其他疾病，最终诊断为 HM，并对 HM 的流行病学、病因、发病机制、病理、影像、临床症状、诊断、治疗及预后进行了全面分析，有助于指导临床医师正确诊断 HM，并了解 HM 相关知识及进展。在临床诊疗过程中，门体静脉分流可能会引起类似表现，故肝病科医生需权衡分流量。在综合医院，肝病患者相对较少，若病史中有大量饮酒所致肝硬化、存在人工门 – 体静脉分流或门静脉高压等情况，也需考虑 HM 的可能。

（张巍　首都医科大学附属北京天坛医院）

【参考文献】

1. 费笑非，胡萌萌，秦娜，等．24 例肝性脊髓病的临床诊治体会．中风与神经疾病杂志，2021，38（1）：62-64.

2. 邵娜，杨宇，马芮，等．肝性脊髓病的研究进展．中风与神经疾病杂志，2017，34（11）：1054-1056.

3. 杨明芝，吴丹，唐亮，等．562 例肝性脊髓病的临床特征分析．临床肝胆病杂志，2021，37（1）：115-119.

4. CALDWELL C，WERDIGER N，JAKAB S，et al. Use of model for end-stage liver disease exception points for early liver transplantation and successful reversal of hepatic myelopathy with a review of the literature. Liver Transpl，2010，16（7）：818-826.

5. ZHU Z，LIU Y，WU W，et al. Liver transplantation reverses hepatic myelopathy in hepatitis B-related decompensated liver cirrhosis：case report and review of the literature. Transplant Proc，2022，54（1）：158-160.

（高俊华　整理）

病例 14
乙型肝炎肝硬化合并脑梗死

病历摘要

【基本信息】

患者男性，61岁，主因"突发言语不清、右侧肢体无力5天，左侧肢体无力4天"于2020年11月4日入院。

现病史：患者入院前5天坐位与人聊天时突然出现言语不清，右侧肢体无力，120送至外院，头颅CT提示陈旧性脑梗死、基底动脉高密度影，发病1.5小时，家属同意予以阿替普酶（rt-PA）静脉溶栓，溶栓后肢体无力好转。夜间患者言语不利再次加重，不能发声，可理解他人语言，右侧肢体无力加重。4天前出现左上肢无力，可抬举，握拳力量差，左下肢无法抬举，出现吞咽困难，饮水呛咳。复查头颅CT提示左侧脑室旁高密度影。头颅MRI提示双侧脑桥、右

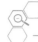
侧小脑、右侧丘脑新发梗死。左侧侧脑室旁出血，MRA 显示基底动脉、双侧大脑后动脉未见显影。转来我院。

既往史：高血压 7 年，血压最高 190/115 mmHg，平素血压 130/85 mmHg；糖尿病 2 年，未诊治。7 年前冠状动脉支架置入 3 枚，3 年前脑梗死，表现为右侧肢体力量差，基底动脉置入支架 3 枚。平素规律口服阿司匹林。4 年前发现乙型肝炎肝硬化，未治疗。

个人史及家族史：中学文化，吸烟史 10 余年，否认饮酒史。子女体健。两个弟弟均患高血压。

【体格检查】

体温 36.8 ℃，脉搏 84 次 / 分，呼吸 16 次 / 分，血压 170/89 mmHg。神经系统查体：神志清楚，言语不能，双侧瞳孔等大等圆，对光反射灵敏，双侧眼动充分，无眼震及复视，双侧软腭上抬受限，伸舌不过齿，右上肢近端肌力 3– 级，远端肌力 2 级，余肢体近端肌力 1 级，远端肌力 0 级，感觉及共济查体不合作，四肢腱反射活跃，双侧 Babinski 征阳性。颈软，其余查体不合作。NIHSS 评分 18 分（提问 2 分 + 面瘫 3 分 + 左上肢 3 分 + 右上肢 2 分 + 左下肢 3 分 + 右下肢 3 分 + 构音 2 分），洼田饮水试验 5 级。

【辅助检查】

尿、便常规及糖化血红蛋白正常。血常规：白细胞 6.78×10^9/L，血小板 90×10^9/L。血糖 13.34 mmol/L。生化全项：转氨酶正常，白蛋白 33 g/L，前白蛋白 61 mg/L，低密度脂蛋白 1.57 mmol/L。凝血六项：纤维蛋白原定量 503 mg/dL。乙肝五项：HBsAg（＋），AntiHBe（＋），AntiHBc（＋），乙肝病毒载量 8.178E+005。腹部超声：肝硬化，脾大，胆囊壁毛糙。腹部平扫 + 增强 + 门脉 CT 三维重建：肝硬化，脾大，食管下段及胃底静脉曲张。超声心动图：节段性室壁运动异常，左室增大；左室前壁、室间隔及心尖变薄，左心功能减低。头颅 CT：脑干低密度影，左侧基底节区多发梗死灶。

【诊断及诊断依据】

诊断：脑梗死；高血压 3 级（极高危）；2 型糖尿病；冠心病；肝硬化代偿期；慢性乙型肝炎。

定位诊断：患者四肢无力，言语不清，查体四肢肌力下降，腱反射亢进，病理征阳性，双侧面舌瘫、延髓麻痹，定位于双侧皮质脊髓束及皮质脑干束。结合患者外院头颅 MRI 提示双侧脑桥、右侧小脑、丘脑 DWI 高信号，血管定位于椎基底动脉系统。

定性诊断：患者为中年男性，急性起病，表现为局灶神经系统损害症状及体征，持续不缓解，头颅 MRI 提示双侧脑桥、右侧小脑 DWI 高信号，脑梗死诊断明确。患者存在性别、高血压、高血脂、糖尿病、吸烟、脑血管病家族史多个血管危险因素，且既往基底动脉重度狭窄、支架置入术后，病因考虑大动脉粥样硬化性可能性大，发病机制考虑斑块堵塞穿支开口＋动脉到动脉栓塞，静脉溶栓未开通，溶栓后 2 天复查头颅 CT 见远隔部位出血，考虑为溶栓后其他部位出血。

【治疗经过】

予以氯吡格雷抗血小板聚集，瑞舒伐他汀降脂稳定斑块，氨氯地平降压，丁苯酞清除自由基，泮托拉唑保护胃黏膜、抑酸等处理，并予以康复训练，肝病科会诊考虑诊断肝炎肝硬化代偿期乙型明确。建议长期抗病毒治疗，予以恩替卡韦口服，不能随意停药，每 3～6 个月复查监测一次。脑梗死病情平稳后出院。

【随访】

患者目前规律服用药物，未再出现脑血管病，未发生消化道出血，生活仍无法自理。

笔记

病例分析

肝硬化可引起凝血功能异常，继而使机体形成一个"再平衡"的凝血系统。这种新的平衡使患者有出血和血栓形成的风险。相关小样本研究发现，失代偿期肝病发生出血性卒中的风险高于缺血性卒中。文献统计分析发现，颅内出血的风险和肝硬化相关，缺血性卒中的风险与肝硬化并无明显相关性。但是与单纯肝硬化相比，肝硬化合并缺血性卒中的死亡率明显升高。

肝硬化患者发生缺血性卒中，多发生在合并心房颤动和下肢静脉血栓的患者，提示栓塞可能是重要的机制。与未合并缺血性卒中的肝硬化患者相比，缺血性卒中患者的凝血酶原时间较低，血小板较高，这也可能是缺血性卒中的发生原因。上消化道出血、大量腹腔积液、止血药物不当应用、过度脱水利尿、入量减少、高龄、感染、血浆内皮素 -1 水平的升高以及动脉粥样硬化的危险因素吸烟、饮酒、高血压、糖尿病等均可能会造成缺血性脑卒中。本例患者既往有高血压、糖尿病等病史，以及冠状动脉支架和基底动脉支架置入术手术史，提示大动脉粥样硬化可能是本例患者脑梗死的主要病因。

大部分有关抗栓治疗的有效性和安全性试验的入组标准中除外肝硬化。有研究显示，肝硬化（合并严重食管胃底静脉曲张）在合并冠状动脉支架置入术时应用阿司匹林相对安全，仅有的少数研究证实，阿司匹林肠溶片与肝硬化合并胃底静脉曲张患者的首次破裂出血有相关性，而且其在肝硬化合并腹腔积液的患者中，可导致急性肾衰竭、低钠血症、利尿剂抵抗等并发症发生风险增加。因此，在肝硬化合并严重胃底静脉曲张时尽量避免应用阿司匹林肠溶片。

笔记

氯吡格雷需经肝脏 CYP 代谢酶活化后才能发挥药效。一般认为，氯吡格雷的药代动力学在 Child-Pugh A 级或 Child-Pugh B 级肝硬化患者中无改变。但其说明书中明确规定严重的肝功能受损和胆汁淤积性黄疸是其禁忌证。替格瑞洛不需要代谢激活，但是需要肝脏清除。Child-Pugh A 级肝硬化患者中未发现其药代动力学差异。但其说明书中明确指出，严重的慢性肝病是其禁忌证。因此，大多数 P2Y12 受体抑制剂将严重肝病列为禁忌证。使用 P2Y12 受体抑制剂可能仅限于那些无食管胃底静脉曲张的患者。但是 2012 年研究显示，肝硬化（合并严重食管胃底静脉曲张）在合并冠状动脉支架置入术时应用氯吡格雷相对安全。可能在某些情况下，P2Y12 受体抑制剂的适应证可适度放宽。双嘧达莫可用于特定的动脉血栓，它主要通过胆汁排泄，并经肠肝循环再消除。双嘧达莫在减少疾病进展和降低门静脉压力方面可能有一定好处，但是确实会造成合并腹腔积液患者的肾功能损害。替罗非班等血小板膜糖蛋白 Ⅱ b/ Ⅲ a（GP Ⅱ b/ Ⅲ a）受体抑制剂，肝硬化患者应用此类药物进行治疗的数据尚未见报道。

有小样本研究报道了肝硬化患者冠状动脉支架置入术的抗血小板风险，结果显示，对于较轻的胃底静脉曲张且无静脉曲张出血病史的，建议服用抗血小板聚集药物；对于较重的胃底静脉曲张或者曾有出血病史的，建议首先进行套扎，然后再行冠状动脉介入治疗；对于再次出血的，可评估颈静脉行肝内门体分流术。本例患者曾有冠状动脉支架、基底动脉支架置入，合并脑梗死，肝脏功能目前为 Child-Pugh A 级，合并了胃底静脉曲张，尽管有潜在出血风险，与家属充分沟通后，我们选择氯吡格雷。

活动性慢性肝病一直被认为是他汀类药物的禁忌证，因为其肝毒性可能会进一步加重肝病进程。大型研究证实，慢性肝病患者

笔记

和正常人相比，除了阿托伐他汀与严重的肝衰竭相关，药物导致的肝病风险并没有升高。研究显示应用他汀类药物，可明显降低病毒性肝炎患者发生肝硬化的风险、进展为肝硬化失代偿期的风险、发生肝细胞癌的风险及死亡率。有研究证实，辛伐他汀和阿托伐他汀对于降低门静脉高压有效。他汀类药物通过增加肝脏内一氧化氮含量，从而扩张门静脉、降低门静脉压力。潜在机制包括减少氧化应激和炎症反应，改善血管内皮细胞功能等。因此，慢性肝病患者如果需要服用他汀类药物，不应该因为肝病基础而不予应用。失代偿期肝硬化则不同，他汀类药物的血药浓度可能升高，同时可能产生不良反应。总之，对于代偿期肝硬化患者，如果有指征，他汀类药物可以常规剂量使用或减量使用，仍比较安全；对于失代偿期患者，Child-Pugh C 级患者短期死亡率高，应用他汀类药物可能无法改善结局，不建议使用。本例患者属于代偿期肝硬化，可给予常规他汀类药物治疗，定期监测肝功能变化。

有关肝硬化患者静脉溶栓的数据尚未见报道。本例患者在外院接受静脉溶栓，出现颅内其他部位出血，并未出现消化道出血。需要进一步观察。

病例点评

肝硬化患者合并脑梗死是临床中很棘手的问题。常规治疗脑梗死的抗血小板聚集或者抗凝药物可能会引起消化道出血，由于他汀类药物肝功能损害的不良反应也使临床医生对其应用有所顾忌。本病例目前肝功能分级为 Child-Pugh A 级，权衡利弊，选择氯吡格雷抗血小板及他汀类药物降脂，随访至今，患者未再出现消化道出血。

提示在临床工作中，应综合评估患者肝功能分级，权衡利弊，予以抗血小板聚集或他汀类药物。

（张玉梅　首都医科大学附属北京天坛医院）

【参考文献】

1. XIONG J，XU W，HUANG H，et al. Cirrhosis and risk of stroke：a systematic review and meta-analysis. Atherosclerosis，2018，275：296-303.

2. ZHANG X，QI X，YOSHIDA E M，et al. Ischemic stroke in liver cirrhosis：epidemiology，risk factors，and in-hospital outcomes. Eur J Gastroenterol Hepatol，2018，30（2）：233-240.

3. RUSSO M W，PIERSON J，NARANG T，et al. Coronary artery stents and antiplatelet therapy in patients with cirrhosis. J Clin Gastroenterol，2012，46（4）：339-344.

4. MA X，SUN D，LI C，et al. Statin use and virus-related cirrhosis：a systemic review and meta-analysis. Clin Res Hepatol Gastroenterol，2017，41（5）：533-542.

5. BOSCH J，GRACIA-SANCHO J，ABRALDES J G. Cirrhosis as new indication for statins. Gut，2020，69（5）：953-962.

（高俊华　整理）

病例 15
丙型肝炎肝硬化合并脑梗死出血转化

【基本信息】

患者男性，58岁，主因"右侧肢体活动障碍、言语不利5天"入院。

现病史：患者入院前5天在安静状态下突发右侧肢体不能抬起，言语含糊，能通过点头示意与他人交流。急救车运至当地医院，头颅CT检查提示左侧基底节区低密度影，因长期口服华法林抗凝治疗，未静脉溶栓治疗。因进食呛咳及尿潴留，给予鼻饲、导尿处理。入院前3天复查头颅CT提示左侧基底节区脑梗死出血转化，左侧脑室受压，中线基本居中，停用抗凝药，给予脱水降颅压治疗。入院前2天患者曾尝试经口进食。入院当日体温37.6℃，痰多。

既往史：30 年前因风湿性心脏瓣膜病行主动脉瓣、二尖瓣置换术，三尖瓣修补术，术中曾有输血，术后长期口服华法林片 2.25 mg 每日 1 次，未规律监测国际标准化比值（international normalized ratio，INR）。心房颤动病史 30 年。4 年前发现丙型肝炎肝硬化失代偿期。入院前 8 周开始口服索磷布韦片 400 mg 及达拉他韦片 30 mg 每日 1 次抗病毒治疗，水飞蓟宾葡甲胺片 50 mg 每日 3 次保肝治疗，螺内酯片 20 mg 及呋塞米片 40 mg 每日 1 次利尿。

个人史：长期吸烟、饮酒。

【体格检查】

体温 37.5 ℃，脉搏 89 次 / 分，呼吸 20 次 / 分，血压 138/84 mmHg。神经系统查体：神志清楚，重度构音障碍，双侧瞳孔等大等圆，直径 3 mm，对光反射灵敏，右侧鼻唇沟浅，双侧咽反射消失，舌体有血迹。右上肢肌力 0 级，右下肢肌力 1 级，左侧肢体肌力 5 级，右侧肢体肌张力较左侧低。右侧肢体针刺觉、音叉震动觉较左侧减退，四肢腱反射未引出，左侧 Chaddock 征阳性，右侧 Babinski 征阳性。颈软，脑膜刺激征阴性。双肺可闻及痰鸣音，右肺底可闻及湿啰音，心律不齐，房颤律，心率波动于 91 ～ 107 次 / 分，心界向双侧扩大。双侧肝掌阳性，全身散在淤斑。肝大（肋下 3 cm 左右）、脾大。双下肢可见凹陷性水肿。NIHSS 评分 13 分。

【辅助检查】

头颅 CT（当地医院，发病当日）：左侧基底节区低密度影。

头颅 CT（当地医院，发病第 2 日）：左侧基底节区脑梗死伴出血转化，左侧脑室受压，中线结构居中。

头颅 CT（当地医院，发病第 4 日）：出血范围较前扩大，左侧脑室受压，中线结构居中。

【诊断及诊断依据】

诊断：脑梗死伴出血转化；脑出血；心房颤动；室性心动过速；长 R-R 间歇；肺部感染；丙型病毒性肝炎失代偿期；主动脉瓣置换术后；二尖瓣置换术后；甲型流感。

定位诊断：患者右侧肢体活动障碍，查体右侧肢体肌力下降，右侧病理征阳性，定位于左侧锥体束；言语含糊，查体重度构音障碍，右侧中枢性面舌瘫，定位于左侧皮质核束；右侧肢体针刺觉减退，音叉震动觉较左侧减退，定位于左侧丘脑皮质束。结合头颅 CT 可见左侧基底节区病灶，可解释患者上述症状及体征，考虑为责任病灶，解剖定位于左侧基底节区。该区域由左侧大脑中动脉穿支供血，定位于左侧大脑中动脉。

定性诊断：患者为中年男性，急性起病，突发偏瘫、言语不清，查体存在局灶性缺损体征，发病第 1 天头颅 CT 提示左侧基底节区低密度影，考虑为脑梗死。发病 2 天后复查头颅 CT 可见左侧基底节区低密度影，低密度影周围及中央可见片状高密度影，诊断为脑梗死伴出血转化。脑梗死病因分析及鉴别：患者既往有心房颤动、二尖瓣置换术病史，该病史为心源性栓塞危险因素，故考虑病因为心源性栓塞可能。

【治疗经过】

入院后停用华法林。患者脑梗死出血转化病情逐渐稳定。入院后第 7 日开始使用低分子肝素钠注射液 5000 IU 皮下注射每 12 小时 1 次抗凝治疗。入院后第 15 日患者出现头痛，复查头颅 CT 提示左侧基底节区脑出血破入脑室系统（图 15-1），停用低分子肝素钠注射液，给予甘露醇 125 mL 每 8 小时 1 次脱水降颅压治疗。入院后第 33 日复查头颅 CT 提示出血较前吸收，再次给予低分子肝素钠注射液抗凝。入院后第 37 日患者出现鼻出血，停用低分子肝素钠注射液。患者鼻出血好转后，入院后第 47 日恢复华法林抗凝治疗，监测 INR，调整剂量至 INR 达标，患者病情平稳后出院，定期门诊随访。

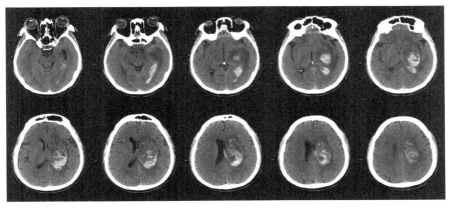

图 15-1　头颅 CT 显示出血破入脑室

入院时存在发热，实验室检查发现甲型流感病毒通用型核酸阳性，给予帕拉米韦治疗至患者甲型流感病毒通用型核酸转阴。

入院后给予头孢哌酮钠舒巴坦钠 3.0 g 每 12 小时 1 次静脉滴注 2 周控制肺部感染，感染控制后停用抗生素。

患者入院第 2 日发生室性心动过速，给予电除颤治疗后转为房颤律，后续给予患者胺碘酮静脉滴注，滴注胺碘酮过程中出现心率过慢、交界性逸搏心律伴停搏、最长 R-R 间期 3.4 秒、频发房性期前收缩，后停用。

【随访】

出院后 3 个月随访，患者一般情况尚可，能自主进食及排尿，语言表达困难，听理解基本正常。右上肢恢复欠佳，右下肢能支持体重，在家人搀扶下可行走。在当地医院复查丙肝病毒 RNA 阴性，术后规律服用华法林抗凝，INR 控制在 2.5 左右，未再发生脑出血。

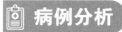

病例分析

　　治疗中的矛盾：抗凝和出血。脑梗死急性期治疗中，对少数特殊急性缺血性脑卒中患者（如放置心脏机械瓣膜）是否进行抗凝治疗，需综合评估（如病灶大小、血压控制情况、肝肾功能等）。如出血风险较小，致残性脑栓塞风险高，可在充分沟通后谨慎选择使用，本例患者梗死部位在基底节区，尚不属大面积梗死（梗死面积＜ 1/3 大脑中动脉供血范围）。和家属充分沟通后延续既往抗凝治疗方案，但患者发生脑梗死出血转化，导致了脑室压迫，依据专家共识属于 Heidelberg 2 型，停用华法林 7 日后，临床情况平稳，复查头颅 CT，提示出血情况稳定。给予低分子肝素钠注射液再次启动抗凝治疗，8 日后患者出现头痛，复查 CT 发现脑出血破入脑室，再次停止抗凝。指南里针对再次重启抗凝时间没有推荐，仍需动态观察评估。整个治疗过程中患者多次发生出血，但经过对症处理均逐渐改善。

　　抗凝药物合并用药问题：患者在病程中曾出现阵发性心房颤动，属于瓣膜性心房颤动，抗凝药物选择受限，而华法林的使用效果可能受到多种药物影响。患者入院前 2 周存在误吸导致的肺部感染，使用头孢哌酮钠舒巴坦钠进行抗感染治疗。此抗生素使用过程中可能导致凝血功能异常。在此背景下，再次启动抗凝治疗时的药物选择就显得更加困难，实际过程中我们选择了药物相互作用相对较少的低分子肝素钠注射液进行抗凝，但患者再次出现了出血加重破入脑室，分析导致再次出血加重的因素时，合并使用抗生素可能是其中的一个重要因素。

　　肝硬化患者抗凝治疗：临床研究表明，肝硬化患者或急性肝损伤患者的促凝和抗凝因子最终重新平衡，提示肝硬化患者与肝功能正常的患者一样可能发生高凝并发症。那些 INR 升高的肝硬化患者，也有血栓形成的风险。有文献表明，预防性剂量和治疗性剂量的抗凝治疗患者耐受性均良好，特别是对于有早期肝硬化的患者和那些没有食管静脉曲张或静脉曲张出血史的患者。但在肝硬化患者中使用抗凝药物，需要密切监测。并需要随机试验来评估传统和新一代抗凝治疗在肝硬化患者中的临床应用效果。

肝硬化患者脑梗死：一项荟萃分析提示肝硬化增加了 24% 的卒中风险，肝硬化与发生出血性卒中的风险增高相关，与缺血性卒中相关性不显著。有文献提示，虽然肝硬化患者患缺血性卒中的概率较低，但与非肝硬化患者相比，其死亡率明显更高。本例患者住院期间因合并心脏基础疾病及肝脏疾病，病情较复杂，治疗难度大，需要兼顾多种疾病及其治疗药物相互作用。

病例点评

肝硬化合并脑梗死在临床中并不少见，诊断方面要求进行细致的病因分析，患者常常存在多种病因及发病机制。在原发疾病的治疗过程中要兼顾肝硬化的病理生理学特点，治疗中的矛盾较多，如本例患者存在抗凝与出血的矛盾，随着病情的变化，主要矛盾也在不断转化，需要动态观察，适时调整治疗方案。本病例对于肝硬化合并脑梗死的抗凝治疗有积极的参考意义，特别是在如何选择适应证、如何处理抗凝治疗过程中的出血并发症方面均是较好案例。

（黄宇明　首都医科大学附属北京地坛医院）

笔记

【参考文献】

1. 中华医学会神经病学分会，中华医学会神经病学分会脑血管病学组.中国急性缺血性脑卒中诊治指南 2018.中华神经科杂志，2018，51（9）：666-682.

2. 中华医学会神经病学分会，中华医学会神经病学分会脑血管病学组.中国急性脑梗死后出血转化诊治共识 2019.中华神经科杂志，2019，52（4）：252-265.

3. 中华医学会心电生理和起搏分会，中国医师协会心律学专业委员会，中国房颤中心联盟心房颤动防治专家工作委员会.心房颤动：目前的认识和治疗建议（2021）.中华心律失常学杂志，2022，26（1）：15-88.

4. 孔超敏，吕彩霞，姚丽霞，等.老年人静脉应用头孢哌酮舒巴坦钠引起凝血功能异常的危险因素分析.实用老年医学，2022，36（4）：402-404.

5. SASSO R，ROCKEY D C. Controversies in anticoagulation therapy in patients with cirrhosis. Curr Opin Gastroenterol，2019，35（3）：161-167.

（张磊 整理）

病例 16
乙型肝炎肝硬化合并李斯特菌脑膜炎

病历摘要

【基本信息】

患者男性，34 岁，主因"发热、头痛 3 天"急诊入院。

现病史：患者 3 天前服用冰箱剩饭后出现腹泻、身体酸痛、周身不适感，未在意。后出现头痛、发热，表现为全头胀痛，体温 38.7 ℃，自服对乙酰氨基酚 1 片后，发热、头痛无好转。2 天前就诊于外院，血常规、C 反应蛋白未见异常，甲流咽拭子阴性，考虑病毒性上呼吸道感染，予以金花清感颗粒、布洛芬口服治疗，患者体温波动在 38 ℃左右。当晚头痛不缓解，血压升高至 165/70 mmHg，头颅 CT 未见异常，予以头孢曲松 2 g 抗感染，补液，硝苯地平、替米沙坦等降压治疗，头痛稍好转。患者 1 天前体温仍波动在 38 ℃左右，头痛，为进一步诊治急诊收入我院。

既往史：2004年诊断慢性乙型病毒性肝炎，口服恩替卡韦0.5 mg，每晚1次。4年前因肝硬化门静脉高压症、食管胃底静脉曲张破裂出血行脾切除＋贲门血管离断术。

个人史：否认吸烟、饮酒史。

【体格检查】

体温39 ℃，脉搏75次/分，呼吸20次/分，血压180/80 mmHg。神经系统查体：神志清楚，言语流利。双侧瞳孔等大等圆，对光反射灵敏，双侧额纹、面纹对称，伸舌居中。四肢肌力5级，肌张力正常，四肢腱反射（++）。双侧针刺觉未见明显异常，音叉震动觉、关节位置觉、图形觉未见异常。双侧指鼻试验、跟膝胫试验稳准。双侧病理征阴性。颈强4指，脑膜刺激征阳性。

【辅助检查】

腰椎穿刺（2019年12月18日）：压力252 mmH$_2$O，淡黄色，微混，总细胞数2531 cells/μL，白细胞1531 cells/μL。蛋白质117 mg/dL，糖3.9 mmol/L，氯121 mmol/L。脑脊液细菌涂片、抗酸染色、墨汁染色、结核抗体均为阴性。

腰椎穿刺（2019年12月24日）：压力大于330 mmH$_2$O，血色，总细胞数30 000 cells/μL，白细胞18 000 cells/μL。蛋白质507.6 mg/dL，糖0.18 mmol/L，氯128.2 mmol/L。脑脊液细菌涂片、真菌涂片、抗酸染色、墨汁染色均阴性。

凝血（2019年12月21日）：PT 17.90 s，PTA 51.00%，INR 1.65，TT 18.9 s，APTT 39.10 s，FB 161.00 mg/dL，FDP 11.04 μg/mL。

凝血（2019年12月25日）：PT 23.10 s，PTA 38.00%，INR 2.12，TT 22.5 s，APTT 40.80 s，FDP 66.94 μg/mL。

急诊肝功能：AST 69.8 U/L，TBIL 57.0 μmol/L，DBIL 34.0 μmol/L，TP 58.0 g/L，ALB 29.0 g/L，A/G 1.0，CHE 2576 U/L，ALT 30.4 U/L。

血培养（2019 年 12 月 26 日）：单核细胞增生李斯特菌。

血常规结果见表 16-1。头颅 CT 结果见图 16-1。腹部超声：肝脏弥漫性病变，脾脏切除术后。

表 16-1　血常规结果

项目	2019 年 12 月 18 日	2019 年 12 月 19 日	2019 年 12 月 28 日	2019 年 12 月 31 日	2020 年 1 月 1 日	2020 年 1 月 2 日	2020 年 1 月 5 日
白细胞（$\times 10^9$/L）	17.84	17.10	26.56	23.30	16.22	9.07	9.98
中性粒细胞（%）	87.60	79.34	53.34	91.00	70.74	65.10	71.04
淋巴细胞（%）	3.90	11.84	34.94	4.30	24.14	19.50	16.04
血红蛋白（g/L）	139.0	118.0	70.2	65.0	64.2	62.0	81.0
血小板（$\times 10^9$/L）	76.0	65.4	75.4	25.0	118.0	76.0	125.4

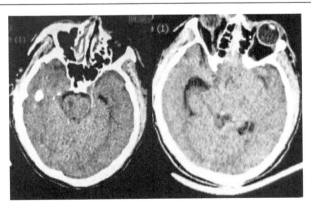

图 16-1　头颅 CT 未见异常

【诊断及诊断依据】

诊断：单核细胞增生李斯特菌脑膜炎；蛛网膜下隙出血；乙肝肝硬化失代偿期；消化道出血；脾切除术后。

定位诊断：患者头痛，查体颈强 4 指，腰椎穿刺颅内压增高，脑脊液化验异常，定位于脑膜。

定性诊断：患者基础病为乙肝肝硬化，脾切除术后。入院前食用冰箱剩饭后出现腹泻、发热、头痛，查体脑膜刺激征阳性。腰椎穿刺提示颅内压增高、白细胞数和蛋白水平明显增高。头颅 CT 未见异常，考虑为急性细菌性脑膜炎。结合患者处于无脾状态，清除血液中的病原体和控制感染（尤其是有荚膜细菌）的作用减弱，发病前期曾食用冰箱剩饭，后出现消化道症状，应高度怀疑李斯特菌感染可能。该患者血培养为单核细胞增生李斯特菌，故诊断为单核细胞增生李斯特菌性脑膜炎。病因分析：该患者既往存在乙型肝炎肝硬化基础疾病，曾行脾脏切除，为免疫缺陷人群，在免疫功能缺陷情况下服用冰箱里被李斯特菌污染的食物，经消化道进入血液引起李斯特菌菌血症和脑膜炎。

【治疗经过】

一般支持治疗：卧床休息；监测意识状态、生命体征及肝肾功能等指标变化；气管插管、呼吸机辅助呼吸；肠内营养支持，30 kcal/d，纠正电解质酸碱失衡；补充白蛋白治疗低蛋白血症；输入血小板和红细胞悬液等。

病因治疗：在脑脊液和血液细菌学结果尚未回报时，治疗方案为甘露醇 125 mL 每 6 小时 1 次静脉滴注，头孢曲松 4 g 每日 1 次静脉滴注，万古霉素覆盖球菌联合经验性抗菌治疗。血细菌培养为单核细胞增生李斯特菌，对头孢曲松耐药，对美罗培南敏感。继续予万古霉素 2 g 每 8 小时 1 次抗球菌，将头孢曲松升级为美罗培南。

并发症治疗：患者入院后第 2 天出现黑便、呕血，量约 300 mL，便潜血和呕吐物潜血阳性，血红蛋白呈进行性下降，考虑存在消化道出血，给予生长抑素止血、奥美拉唑抑酸及输注红细胞悬浊液治疗。

该患者于 2019 年 12 月 22 日转入我院 ICU 治疗。2019 年 12

月 25 日凌晨血压升高至（180 ～ 190）/90 mmHg，同时心率减慢至 50 次 / 分，双侧瞳孔不等大，不规则，左侧约 4 mm，右侧 2 mm，对光反射消失，双侧病理征阴性。考虑存在颅内高压导致的脑疝，立即给予甘露醇 250 mL 脱水，间断给予呋塞米利尿和物理降温。复查头颅 CT 提示蛛网膜下隙出血、脑室内积血、脑水肿（图 16-2）。神经外科会诊考虑患者目前存在明显手术禁忌，无外科干预指征。患者既往乙肝肝硬化诊断明确，Child-Pugh 分级 C 级，未行肝移植的终末期肝硬化患者死亡率极高。消化道出血及颅内出血控制不理想，家属放弃有创抢救治疗，最终死亡。

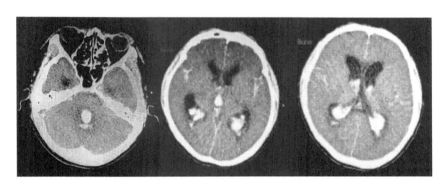

图 16-2   复查头颅 CT

📋 病例分析

单核细胞增生李斯特菌感染主要表现为败血症、脑膜炎和单核细胞增多。食品中存在的单核细胞增生李斯特菌在 4 ℃的环境中可生长繁殖，是冷藏食品威胁人类健康的主要病原菌和最致命的食源性病原体之一，其进入人体后是否致病，与宿主免疫状态有关。感染该病菌后，细菌穿过肠细胞，转运到肠系膜淋巴结，到达其主要靶器官肝和脾，在具有免疫能力的个体中很容易被清除；无脾患者因为免疫功能缺陷，原发灶可能没有被充分清除。李斯特菌随后可能被释放到血液中，导致菌血症引起发热、肌肉痛等。此外，部分感染者还可表现为中枢神经系统症状，出现脑膜炎、脑干脑炎、脑脓肿。单核细胞增生李斯特菌脑膜炎的临床表现及血液、脑脊液特点缺乏特异性，与其他细菌性脑膜炎难以鉴别，故早期误诊率较高。本例患者为食用冰箱食物后出现腹泻，提示肠道感染单核细胞增生李斯特菌可能，后出现发热，提示菌血症，血液培养亦证明菌血症的存在，头痛及脑膜刺激征提示中枢神经系统感染该病菌。该患者感染单核细胞增生李斯特菌后，出现消化道出血，其可能病因如下：①患者既往存在肝硬化食管胃底静脉曲张破裂出血病史，有静脉扩张再次出血的可能；②患者感染严重，考虑为菌血症合并脑膜炎，存在应激情况，亦不能除外应激性溃疡可能。因患者病情危重，生命体征不稳定，未能行胃镜明确病因。2018年版中国肝衰竭诊治指南指出，在慢性肝病基础上，由各种诱因引起的急性黄疸加深、TBIL ≥ 10倍正常值上限或每日上升 ≥ 17.1 μmol/L、凝血功能障碍（PTA ≤ 40% 或 INR ≥ 1.5）为肝衰竭。该患者入院第4天PTA 38%，INR 2.12，提示患者凝血功能严重异常，导致蛛网膜下隙出血发生，造成死亡不可避免。关于患者凝血功能异常的病因，有可能与肝硬化、肝衰竭或者严重感染有关，但患者经积极抗感染治疗，在炎症指标好转情况下凝血功能仍进行性恶化，考虑与肝衰竭有关可能性更大。

病例点评

本病例的难点在于早期诊断。对感染患者进行感染病菌的评估至关重要，直接影响医生对治疗决策的选择及结局的预判。单核细胞增生李斯特菌脑膜炎的临床表现及血液、脑脊液特点缺乏特异性，与其他细菌性脑膜炎难以鉴别，故早期误诊率较高。当免疫缺陷患者（脾切除）出现发热时我们一般需要选择覆盖肺炎链球菌、b 型流感嗜血杆菌和脑膜炎奈瑟菌的经验性抗生素治疗方案。当免疫功能缺陷患者出现脑脊液白细胞数及蛋白水平明显升高，并且有冰箱食物食用病史时，应警惕单核细胞增生李斯特菌感染可能。氨苄西林为李斯特菌感染的首选用药，其他如青霉素、美罗培南、复方新诺明等也可选择。该病原菌对头孢曲松普遍耐药，不应作为首选，这点需要引起临床医生的注意。

（王凌航　首都医科大学附属北京地坛医院）

【参考文献】

1. 李佳，田卓民.单核细胞增生李斯特菌脑膜炎 1 例.中国感染与化疗杂志，2018，18（2）：206-208.

2. 杨变转，李晓彦，翟守恒，等.严重李斯特菌脑膜炎一例临床分析并文献复习.山西医药杂志，2018，47（22）：2715-2718.

3. 靳晓利.免疫功能正常的单核李斯特菌脑膜炎 1 例报道并文献复习.黑龙江医学，2019，43（11）：1396-1398.

（吴雅丽　整理）

病例 17
结核性脑膜脑炎内科治疗联合脑室 - 腹腔分流术

病历摘要

【基本信息】

患者女性，49 岁，主因"发热伴头痛 2 个月，加重 14 天"入院。

现病史：6 月中旬患者淋雨后出现发热伴前额搏动样疼痛，最高体温 37.8 ℃，自行服用药物后缓解。8 月 17 日患者再次出现发热，体温高峰多出现在傍晚，伴前额部头痛剧烈，恶心、非喷射性呕吐。当地诊所予以对症治疗后无缓解，出现头晕、视物旋转。8 月 21 日完善头颅 MRI 检查提示左侧小脑半球、右侧颞枕叶、左侧额顶叶皮层多发异常信号，给予头孢曲松抗感染、阿昔洛韦抗病毒等治疗，症状无缓解。8 月 26 日行腰椎穿刺检查，压力为 260 mmH$_2$O，脑脊液白细胞明显升高，单个核细胞为主，蛋白质升高，糖、氯化物降

108

低，病原学均为阴性。再次予以前述治疗，患者仍有轻度头痛，伴恶心，发热仍持续，最高体温 38.6 ℃，收入我院感染科。9 月 2 日病情加重，出现双眼右侧水平注视时复视，口角左偏，家属诉发病后体重下降 5 kg，转入我科。

既往史：否认结核患者接触史，抑郁症病史 10 年余，口服药物治疗，控制可。

个人史：有长期饮酒史，每日约饮 250 mL 高度白酒。否认有饲养鸽子，近 5 年否认有饲养猪，否认近期有耳鼻喉科手术病史。

【体格检查】

体温 38 ℃，脉搏 90 次 / 分，呼吸 19 次 / 分，血压 138/80 mmHg。神经系统查体：神志清，精神弱，言语流利，时间定向力可疑减退，余高级皮层功能大致正常。右眼外展受限，双眼向上、向下注视受限，双眼向左、右侧注视时出现持续、粗大眼震，双眼向下、右侧注视时存在复视，虚像在实像右侧平行位置，双侧瞳孔等大等圆，直径 2 mm，直接、间接对光反射迟钝，右侧额纹、鼻唇沟变浅，伸舌略向左偏。四肢肌力 5 级，腱反射对称减低，左侧指鼻试验欠稳准，左侧跟膝胫试验欠稳准，右侧共济运动稳准。双侧病理征阴性，颈部轻度抵抗感，脑膜刺激征阴性。心、肺、腹查体阴性。

【辅助检查】

入院时辅助检查结果（枣庄市某医院，2018 年 8 月 26 日）：头颅 MRI 增强：颅内多发占位性病变，感染性疾病可能性大，转移瘤不能除外。全血细胞分析、肝功能、凝血功能、降钙素原大致正常。生化：Na$^+$ 132.9 mmol/L，Cl$^-$ 93.7 mmol/L。ESR 28.0 mm/h。C 反应蛋白正常。真菌 D- 葡聚糖检测 54.7 pg/mL。套氏系列：RV-IgG 89.80 U/mL，CMV-IgG ＞ 500.00 U/mL，HSV-1-IgG 1.75 COI。布氏杆

109

菌凝集试验：阴性。肺炎支原体阴性，新型隐球菌抗原阴性。乙肝表面抗原阴性，丙肝抗体阴性，艾滋病病毒抗体阴性，梅毒阴性。

治疗过程中体温及化验动态变化见图 17-1、图 17-2 和表 17-1。

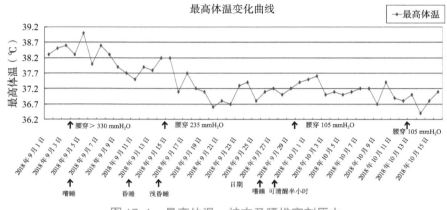

图 17-1 最高体温、神志及腰椎穿刺压力

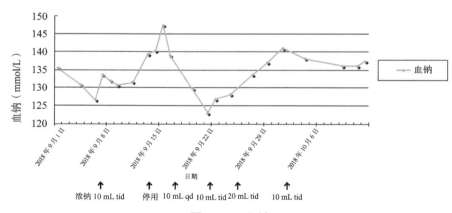

图 17-2 血钠

表 17-1 脑脊液化验

项目	2018 年 8 月 26 日	2018 年 9 月 4 日	2018 年 9 月 14 日	2018 年 9 月 29 日	2018 年 10 月 12 日
蛋白（mg/dL）	160.7	156.2	207	262	305
糖（mmol/L）	1.56	2.26	3.27	3.46	3.95
同期血糖（mmol/L）		5.39	7.70	9.06	8.14
脑脊液糖 / 血糖		41%	42%	38%	48%
氯化物（mmol/L）	119.0	114.9	121.3	114.5	118.8
同期血氯（mmol/L）		93.6	97.6	97.5	98.7
总细胞（/dL）		289	293	257	186
白细胞（/dL）	253	189	93	157	175

笔记

相关影像学检查见图 17-3、图 17-4。

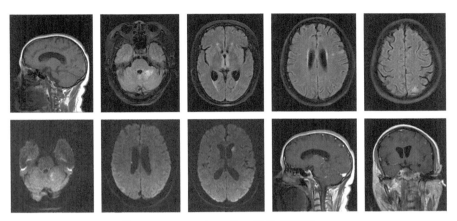

图 17-3　2018 年 9 月 7 日头颅增强 MRI

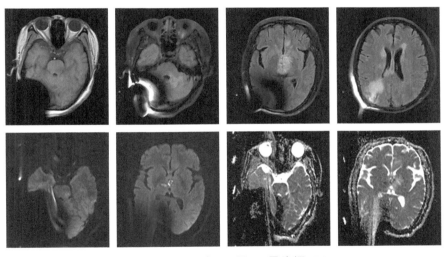

图 17-4　2018 年 10 月 10 日头颅 MRI

【诊断及诊断依据】

诊断：颅内多发病变待查；中枢神经系统感染可能性大；结核性脑膜脑炎可能性大；高血压 3 级；肝功能异常。

定位诊断：嗜睡定位于脑干上行网状激活系统；双眼对光反射迟钝，定位于对光反射传导通路；右眼外展受限、双眼复视定位于右侧外展神经；右侧额纹、鼻唇沟变浅为周围性面瘫，定位于右侧面神经核性或核下性病变；双眼眼震，左侧指鼻、跟膝胫试验欠稳准定位于前庭小脑及其联系纤维；颈部有抵抗感定位于脑膜；结合患者院外头颅 MRI，考虑定位于脑干、左侧小脑半球、右侧颞枕叶、左侧额顶叶、颞叶、脑膜。

定性诊断：患者淋雨后亚急性起病，症状持续进展加重，需要考虑以下疾病：①中枢神经系统感染：患者以发热、头痛、呕吐为主要表现，近 2 天出现脑神经损伤，腰椎穿刺提示压力增高、白细胞升高、蛋白升高、糖和氯化物降低，考虑中枢神经系统感染，病原体方面根据脑脊液特点不符合病毒、真菌感染，已除外李斯特菌、梅毒、艾滋等特殊病原体感染。患者发热特点为午后多见，体重近期有明显下降，且 C 反应蛋白、降钙素原正常，结核感染可能性大。②急性播散性脑脊髓炎：多发生在病毒感染后的 2 天到 4 周，可出现发热、脑膜刺激征、中枢神经系统广泛受累，可累及周围神经，MRI 提示病变累及皮层下为主，脑脊液细胞蛋白质增高，24 小时鞘内合成率增高。激素治疗后预后相对较好。本患者暂不支持。③血管炎：血管炎分为原发性中枢神经系统血管炎和继发性血管炎，如继发性巨细胞动脉炎、病毒感染等，患者支持点为红细胞沉降率升高，头颅 MRI 血管检查可见有类似结节样表现；但患者目前 C 反应蛋白正常，尚不除外继发性血管炎可能。

【治疗经过】

完善腰椎穿刺检查脑脊液 TB-PCR 阴性。γ- 干扰素释放试验阴性，眼底、腹部 CT 等均未见结核感染证据。副肿瘤综合征抗体、自身免疫性脑炎相关抗体、MOG、MBP 等均为阴性。9 月 5 日予以异烟肼、利福平、乙胺丁醇、吡嗪酰胺联合盐酸莫西沙星氯化钠抗感染，丙种球蛋白静脉滴注 5 天，甘露醇联合呋塞米脱水降颅压，口服激素泼尼松 40 mg 每日 1 次减轻粘连（至 9 月 11 日改为甲泼尼龙静脉滴注至 9 月 15 日）等治疗。患者意识障碍加重，复查头颅 CT 提示脑室扩大，转入神经外科行脑室 – 腹腔分流术，术前行腰椎穿刺提示压力 235 mmH$_2$O，脑脊液为淡黄色清亮液体，术后予以插管、呼吸机辅助通气，转入神经内科，呼吸机支持 2 天后拔管。术后患者意识状态较前逐渐好转，早、晚约有 1 小时自主睁眼，回答可部分切题，余时间嗜睡。术后体温逐渐下降至正常范围，2 ～ 3 天出现 1 次发热，最高体温 37.4 ℃，持续数小时后可自行恢复至正常范围。10 月 12 日后患者未再次发热，逐渐可维持清醒 10 小时余。10 月 24 日再次复查腰椎穿刺提示压力为 100 mmH$_2$O，逐渐可白天清醒，夜间正常睡眠，简单问题可正确对答，高级皮层功能减退；可坐位维持数小时，在家属搀扶下可站立。

【随访】

患者返回当地医院继续抗结核治疗半年后可在搀扶下行走，未再次出现发热及意识障碍，外院复查 MRI 提示病灶减少（家属口述，未见报告）。

病例分析

结核性脑膜脑炎患者通常表现为颈强直、头痛、发热和呕吐，呈亚急性表现，大部分从出现症状至临床就诊为 1 ～ 3 周。多可观察到意识改变，少部分病例可出现人格改变和昏迷。常常出现脑神经麻痹（最常累及第 Ⅱ 和第 Ⅵ 脑神经）。本例患者以头痛、发热起病，逐渐出现脑神经受损、意识障碍，符合结核感染特点。

结核性脑膜脑炎诊断较困难，本例患者有中枢神经系统症状，无肺部症状，但既往无肺部症状史的临床表现很常见，曾有研究发现只有 10% 的患者有结核病病史。确诊需脑脊液抗酸杆菌涂片阳性、脑脊液结核分枝杆菌培养阳性或脑脊液核酸扩增试验阳性。然而诊断性试验的敏感性和特异性欠佳。如果有相关临床和流行病学因素及典型的脑脊液检查结果（脑脊液淋巴细胞增多、蛋白质浓度升高和葡萄糖浓度低），可以推定诊断为结核性脑膜脑炎。本患者为亚急性起病，存在午后低热表现，意识改变明显，脑神经受损明确，脑脊液化验以单个核细胞增高为主，蛋白质升高明显，脑脊液糖水平低于血糖水平 50%，排除其他中枢神经系统感染及疾病后，考虑推定诊断为结核性脑膜脑炎可能性大。

本病最常见的并发症为脑积水，见于多达 80% 的患者，并常伴有颅内压增高征象。对于昏睡、昏迷或进行性神经功能缺损患者，应立即进行脑室系统的手术减压。其中脑室 – 腹腔分流术是一种有效的治疗方法，可显著改善患者预后。脑室 – 腹腔分流术配合积极药物抗结核治疗是结核性脑膜脑炎合并重度脑积水的有效治疗手段。本患者病情进行性加重，脑积水内科保守治疗效果欠佳且出现浅昏迷，积极联合外科会诊并联合诊治，为患者提供了宝贵的治疗时间和生存机会。

病例点评

本病例的亮点在于多科室联合诊疗，尤其是及时的手术干预为患者的诊断和治疗提供了宝贵的时间和机会，对于药物治疗欠佳的脑积水应积极联合外科进行手术治疗，不能局限于单个科室单一的治疗手段。结核性脑膜脑炎由于诊断的困难性常容易错过最佳治疗

笔记

时间，试验性药物治疗可能为部分高度疑似患者提供治疗机会，积极寻求跨医院专科会诊也有利于资源共享与整合。本病例虽无明确结核感染证据，但临床发病特点、脑脊液化验均高度支持结核感染，后续症状改善侧面支持该诊断。

（黄宇明　首都医科大学附属北京地坛医院）

【参考文献】

1. BASU ROY R，THEE S，BLÁZQUEZ-GAMERO D，et al. Performance of immune-based and microbiological tests in children with tuberculosis meningitis in Europe：a multicentre Paediatric Tuberculosis Network European Trials Group（ptbnet）study. Eur Respir J，2020，56（1）：1902004.

2. LEONARD J M. Central nervous system tuberculosis. Microbiol Spectr，2017，5（2）.

3. 黄玉宝，陈子祥，张俊全，等 . 脑室 – 腹腔分流术治疗结核性脑膜炎性脑积水 10 例 . 中国微侵袭神经外科杂志，2017，22（3）：3.

4. BOURGI K，FISKE C，STERLING T R. Tuberculosis meningitis. Curr Infect Dis Rep，2017，19：39.

（崔健　整理）

病例 18
嗜酸性粒细胞脑膜炎为特点的广州管圆线虫病

病历摘要

【基本信息】

患者女性，云南籍，37岁，主因"头痛3个月"入院。

现病史：患者3个月前（2012年7月）无明显诱因出现发热（未测体温），伴全身酸痛，对症治疗后（具体用药不详）发热好转，1周后出现右侧额颞部头痛，逐渐加重至不能转颈，伴恶心、非喷射性呕吐（约3次/日），呕吐物为胃内容物；伴右上肢麻木感；无视物不清、意识不清、四肢抽搐，无咳嗽、咳痰、腹痛等不适。1个月前就诊于外院，头颅MRI显示双侧额、颞叶局限性软脑膜强化，先后给予抗病毒（具体药名不详）、抗结核（具体不详）及地塞米松（剂量不详）治疗，效果不佳；给予阿苯达唑（400 mg 每日1次共1

周）驱虫及甘露醇脱水降颅压治疗，头痛有所缓解，为明确诊治入我院。患者自发病以来，睡眠、食欲欠佳，二便正常，体重无明显变化。

流行病学史：发病前曾在云南旅游并食用凉拌螺蛳，无类似患者接触史。

既往史：体健，无结核、肝炎、艾滋病病史，无药物过敏史。

婚育史、月经史及个人史：未婚，G0P0；初潮年龄 13 岁，3～4 天 /28～30 天；无吸烟、饮酒史。

【体格检查】

体温 36.8 ℃，脉搏 78 次 / 分，呼吸 20 次 / 分，血压 108/88 mmHg。神经系统查体：神志清楚，精神正常，步态正常，查体合作，自动体位，无皮下结节及浅表淋巴结肿大，无皮肤黄染及皮疹，双肺未闻及啰音，心率 78 次 / 分，律齐，未闻及杂音，腹软，无压痛，肝脾未触及肿大，双下肢不肿。计算力、记忆力、理解判断力、定向力未见异常，双侧瞳孔直径 3.0 mm，对光反射灵敏，无视盘水肿，眼动充分，面纹对称，伸舌居中，咽反射灵敏，四肢肌力 5 级，腱反射适中，病理征未引出，左侧面部及肢体针刺觉略减退，关节震动觉未见异常，共济检查未见异常，颈软、无抵抗，脑膜刺激征阴性。

【辅助检查】

入院前检查

血常规（2012 年 7 月 3 日，外院）：白细胞 9.54×10^9/L，中性粒细胞 4.47×10^9/L（百分比 46.9%），嗜酸性粒细胞 1.25×10^9/L（百分比 13.1%），血红蛋白 112 g/L，血小板 116×10^9/L。脑脊液检查（2012 年 7 月 24 日，外院）：压力 160 mmH$_2$O，白细胞 280 cells/μL，单核细胞 80%，多核细胞 20%，UCFP 65 mg/dL，GLU 2.72 mmol/L。

TORCH 阴性。血液及脑脊液检查（2012 年 7 月，外省疾控中心）：囊虫、包虫、血吸虫、旋毛虫、弓形虫、肝吸虫抗体均阴性。乙脑抗体阴性。TB DNA、CMV DNA、HSV1 DNA 均阴性。PPD 试验（2012 年 7 月 25 日，外院）：阴性。头颅 MRI（2012 年 7 月 2 日，外院）：双侧额、颞叶局限性软脑膜强化，脑实质未见异常，左侧横窦、乙状窦未见显影。颈椎 MRI（2012 年 7 月 13 日，外院）：未见异常。

入院后检查

血常规：白细胞 5.26×10^9/L，嗜酸性粒细胞 0.69×10^9/L，血红蛋白 112 g/L，血小板 116×10^9/L；红细胞沉降率 8 mm/h，C 反应蛋白 3 mg/L，降钙素原 0.1 ng/dL，结核抗体及套式系列阴性，甲状腺激素及肿瘤系列均正常，钾、钠、肾功能、心肌酶、尿酸及血糖正常，凝血功能及 D- 二聚体正常，肝功能异常（ALT 偏高：48.6 U/L），心电图未见异常，胸部 X 线片显示两下肺纹理增多，腹部超声未见异常。

腰椎穿刺检查：脑脊液压力 150 mmH$_2$O，无色透明，白细胞 247 cells/μL，嗜酸性粒细胞 9.1%，单核细胞 78.9%，多核细胞 12%，UCFP 53.6 mg/dL，GLU 2.74 mmol/L。

血液及脑脊液检查（2012 年 8 月，我院外送友谊医院化验）：广州管圆线虫 IgG 抗体阳性。

【诊断及诊断依据】

诊断：中枢神经系统感染（原因待查，广州管圆线虫病可能性大）。

定位诊断：头痛、呕吐及颈部疼痛，定位于脑脊膜；左侧面部及肢体针刺觉减退，定位于右侧丘脑皮质束。

定性诊断：中枢神经系统感染（广州管圆线虫病可能性大）。患者为青年女性，出现头痛、呕吐及脑膜受累症状，血及脑脊液检查提示嗜酸性粒细胞偏高，无皮疹过敏，故诊断。

【治疗经过】

结合患者发病前曾生食螺蛳，出现以发热、头痛为表现的中枢神经系统感染症状，血液及脑脊液嗜酸性粒细胞升高，脑脊液广州管圆线虫抗体阳性，诊断为广州管圆线虫病。

将阿苯达唑加量至 400 mg 每日 2 次，应用 2 周，逐渐减量，给予泼尼松 60 mg 每日 1 次至停用（共用 1 周）。治疗过程中出现一过性 ALT 上升至 84 U/L，监测肝功能，给予谷胱甘肽后肝功能正常。

住院 2 周患者头痛完全缓解出院。出院前复查脑脊液细胞数下降、蛋白质正常，白细胞 187 cells/μL，单核细胞 88%，多核细胞 12%，UCFP 31 mg/dL，GLU 2.75 mmol/L。肝功能：ALT 41 U/L。

【随访】

出院后 3 个月随访，患者无头痛及感觉异常症状，无其余不适。患者反馈各项指标均正常。

病例分析

患者为青年女性，因出现发热、头痛、恶心、呕吐就诊，查体无阳性客观体征，脑脊液白细胞升高、单核细胞为主，可与以下疾病鉴别：①细菌性脑膜炎：该病可表现为发热、头痛，腰椎穿刺脑脊液压力多偏高、脑脊液以多核细胞为主，故可排除。②病毒性脑炎：本患者表现为发热、头痛，可与该病鉴别；本患者无精神症状、癫痫表现，不支持该病。③嗜酸性粒细胞性白血病：本患者血常规

笔记

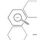

嗜酸性粒细胞偏高，可与该病鉴别；该病为罕见疾病，血常规嗜酸性粒细胞异常升高，本患者不符。④棘颚口线虫病：也可见嗜酸性粒细胞脑膜炎，但影像学上该病更多见到出血性脑损伤，本患者无出血性脑损伤，不支持该病。最初给予抗病毒、抗结核与激素治疗，无效果；由于血嗜酸性粒细胞升高，给予驱虫治疗后症状缓解。但患者病原学未明确，驱虫治疗的疗程短、剂量不足，入我院后结合发病前曾生食螺蛳，查脑脊液广州管圆线虫抗体阳性，明确诊断。给予足量、足疗程驱虫治疗及停用激素治疗方案后，出院时症状完全缓解。

广州管圆线虫病由食用被第 3 阶段幼虫污染的螺、软体动物或蔬菜引起，幼虫穿过宿主的消化道血管，到达脑膜，入脑的虫体死亡产生炎症反应，表现为嗜酸性粒细胞脑膜炎及中枢神经系统受损症状，从轻度头痛到瘫痪，甚至死亡，程度不同。研究认为临床表现的严重程度与患者暴露于第 3 阶段幼虫的量相关。由于早期症状不具特征性，且严重程度各不相同，本病的早期诊断和检测存在一定难度。

标本于显微镜下见到广州管圆线虫的幼虫是诊断的金标准。联合应用 ELISA、免疫印迹分析及斑点金免疫渗滤试验可以靶向检测血清或脑脊液中广州管圆线虫的纯化 29KD、31KD 糖蛋白抗原。也可行 RTPCR 分析。

本病多数患者头颅影像正常，部分患者可见脑内多发增强结节影或软脑膜强化，强化的 FLAIR 序列较强化的 T_1 加权像对软脑膜异常的检测更具敏感性和特异性。本例患者在外院的头颅 MRI 报告软脑膜强化（患者入院未带当地医院 MRI 胶片）。文献报道的广州管圆线虫患者头颅 MRI 所示的软脑膜强化见图 18-1。

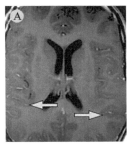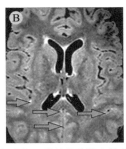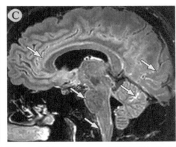

A. 软脑膜异常强化，很难与正常的软脑膜血管鉴别；B. 强化的 FLAIR 序列可见异常的软脑膜；C. 矢状位强化的 FLAIR 序列可见包括小脑、小脑叶与脑干的软脑膜强化。

图 18-1　文献中报道的广州管圆线虫患者头颅 MRI 软脑膜强化

[图片来自：MCAULIFFE L，FORTIN ENSIGN S，LARSON D，et al. Severe CNS angiostrongyliasis in a young marine：a case report and literature review. Lancet Infect Dis，2019，19（4）：e132-e142.]

阿苯达唑是 FDA 唯一批准的可通过血脑屏障的驱虫类药物。一项前瞻性、随机、双盲、安慰剂对照研究评估了阿苯达唑单药治疗的作用，治疗组较对照组平均头痛持续时间缩短，但 2 周内总头痛时间无更短。纳入 129 例泰国患者的安慰剂对照、双盲临床研究证明皮质激素治疗可以缓解嗜酸性粒细胞脑膜炎导致的头痛。系统分析显示：确诊的广州管圆线虫病应用阿苯达唑单药治疗 [15 mg/（kg·d）或 400 mg 每日 2 次（平均体重 60 kg）] 的有效率为 100%。

当来自流行区的患者表现为头痛、感觉异常或感觉过敏，脑脊液白细胞增多，尤其是嗜酸性粒细胞增多时，需考虑本病。建议到流行区的旅居者避免食用未经清洗的生鲜食品（如生菜）、未烹调的生食（如蜗牛或其他软体动物）。进行手卫生，尤其是在做园艺工作后。

笔记

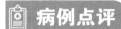 病例点评

本例患者辗转两家医院、经历了 3 个月后确诊，在外院用过抗病毒、抗结核、激素等药物，头痛仍不能缓解。入我院后及时给予足量、足疗程驱虫治疗，患者的慢性头痛才得到完全缓解，并恢复了正常生活工作，随诊无复发。

入院时根据血嗜酸性粒细胞偏高，诊断指向过敏性疾病、寄生虫感染、嗜酸性粒细胞白血病等，结合患者旅居地云南（属于寄生虫相对高发地区）、发病前曾生食螺蛳，表现为头痛、恶心、呕吐的脑膜炎症状，入院后检测到广州管圆线虫抗体阳性，诊断为广州管圆线虫感染。

对于单纯蛲虫、轻度蛔虫感染，阿苯达唑仅需口服 1 次 400 mg；但对于广州管圆线虫病，阿苯达唑需要进行每疗程 2～3 周、1 个疗程，有时甚至需要 2～3 个疗程方可治愈。

广州管圆线虫病在我国不少见。2006 年 6 月底，北京曾陆续出现广州管圆线虫感染患者，3 个月内报告病例 160 例，有 100 例患者入院治疗。北京市疾病预防控制中心证实疫情是由生食福寿螺引起的。广州管圆线虫是人类嗜酸性粒细胞脑膜炎最常见的病因。本病多表现为严重的头痛（最常见，95%）、颈部强直（46%）、感觉异常（肢体的针刺感、麻木感或蚁走感，44%）、呕吐（38%）、恶心（28%）、抽搐、排尿障碍、视觉障碍等。严重的病例如未及时给予适宜治疗，可能导致患者死亡。及时准确的诊断和治疗可缩短患者病程并使之达到痊愈。

（陈志海 蒋荣猛 首都医科大学附属北京地坛医院）

笔记

【参考文献】

1. DELGADO-SERRA S, SOLA J, NEGRE N, et al. Angiostrongylus cantonensis Nematode Invasion Pathway, Mallorca, Spain.Emerg Infect Dis, 2022, 28（6）: 1163-1169.

2. WANG Q P, LAI D H, ZHU X Q, et al. Human angiostrongyliasis. Lancet Infect Dis, 2008, 8（10）: 621-630.

3. JITPIMOLMARD S, SAWANYAWISUTH K, MORAKOTE N, et al. Albendazole therapy for eosinophilic meningitis caused by Angiostrongylus cantonensis. Parasitol Res, 2007, 100（6）: 1293-1296.

4. JACOB J, STEEL A, LIN Z, et al. Clinical efficacy and safety of albendazole and other benzimidazole anthelmintics for rat lungworm disease（neuroangiostrongyliasis）: a systematic analysis of clinical reports and animal studies. Clin Infect Dis, 2022, 74（7）: 1293-1302.

（秦开宇　整理）

笔记

病例 19
新型冠状病毒感染复阳并发水痘－带状疱疹性脑干脑炎

病历摘要

【基本信息】

患者男性，62 岁，主因"头晕、恶心 1 天余，新型冠状病毒感染复阳 4 小时"入院。

现病史：患者入院前 1 天无明显诱因出现头晕、恶心，自觉站立不稳。无头痛、黑蒙、视物模糊，无言语不利、饮水呛咳及肢体活动不利等表现。就诊于我院，化验血糖 6.75 mmol/L，血常规、肝功能、肾功能、电解质等未见异常，头颅 CT 未见明显异常，给予止晕、抑制胃酸保护胃黏膜等对症治疗。入院前 2 个月患者新型冠状病毒核酸检测结果阳性，诊断为新型冠状病毒感染普通型，在我院治疗痊愈出院。1 月余前复查新型冠状病毒核酸阳性，再次治疗 1 个月后出院。此次入院前患者仍处于隔离观察中。入院当日下午新型冠状病毒核酸检测结果阳性，以新型冠状病毒感染复阳收入病房。

既往史：2 型糖尿病病史 20 余年。8 年前因冠状动脉粥样硬化性心脏病行冠状动脉支架置入手术。2 年前因直肠癌行微创手术。

个人史：饮酒 20 余年，平均每日约 250 mL 高度白酒。

【体格检查】

体温 36 ℃，脉搏 82 次／分，呼吸 20 次／分，血压 112/55 mmHg。神经系统查体：神清语利，查体合作，双侧瞳孔等大等圆，双侧对光反射存在，眼球运动充分，双眼向右侧注视时有水平及旋转型眼球震颤。余脑神经未见明显异常。运动及感觉检查正常。双侧病理反射未引出。左侧指鼻试验欠稳准，双侧跟膝胫试验稳准，闭目难立征检查睁眼及闭目均稳。颈软无抵抗，脑膜刺激征阴性。内科系统查体无明显异常。

【辅助检查】

T 细胞亚群：淋巴细胞 1614 cells/μL，T 淋巴细胞 1070 cells/μL，$CD4^+T$ 淋巴细胞 693 cells/μL。尿酮体（2+），血糖 6.75 mmol/L，血常规、肝功能、肾功能、电解质、肿瘤系列等未见异常。新型冠状病毒核酸检测（痰）阳性，*ORF1ab* 基因 Ct 值 35.36，*N* 基因 Ct 值 34.26。糖化血红蛋白 6.0%。头颅 CT 平扫：透明隔间腔可见。头颅 MRI 平扫 +T2：透明隔间腔可见（图 19-1）。头颅 MRA：未见异常。胸部 CT 平扫（两肺病毒性肺炎复查）：对比 1 个月前 CT，两肺病灶较前吸收、密度变淡，建议随诊复查；气管憩室。颈动脉、椎动脉、锁骨下动脉（床旁）超声：双侧颈动脉内－中膜不均匀增厚伴多发斑块形成，左侧椎动脉阻力指数增高。新型冠状病毒 IgM 阳性 7.36，IgG 阳性 304.63。多次复查痰、鼻咽拭子、口咽拭子新型冠状病毒核酸检测均为阴性。脑脊液常规：总细胞 65 cells/μL，单核细胞 98%，五管糖 1 ~ 5 管阳性，潘氏试验阳性。脑脊液生化：UCFP 74.2 mg/dL，GLU 3.50 mmol/L，Cl⁻ 115.2 mmol/L。外送高通量测序（next-generation sequencing，NGS）结果：脑脊液及咽拭子均检出水痘 – 带状疱疹病毒（varicella-zoster virus，VZV），未检出新型冠状病毒。

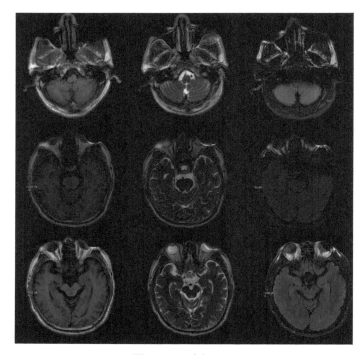

图 19-1　头颅 MRI

【诊断及诊断依据】

诊断：水痘 – 带状疱疹性脑干脑炎；外耳带状疱疹；新型冠状病毒感染普通型复阳；冠状动脉粥样硬化性心脏病支架置入术后；2 型糖尿病；高脂血症；焦虑状态；睡眠障碍；直肠癌术后。

定位诊断：头晕、步态不稳，双眼向右侧注视时有水平及旋转型眼球震颤，左侧指鼻试验欠稳准，定位于前庭小脑系统。入院后第 5 天出现左视时视物成双及左侧周围性面瘫，定位于左侧眼动神经、面神经。综合定位于脑膜及脑实质。

定性诊断：水痘 – 带状疱疹性脑干脑炎。患者出现多脑神经及小脑、脑干受累表现，腰椎穿刺提示脑脊液细胞、蛋白质增高，NGS 可见 VZV，未发现其他致病菌，考虑诊断明确。

【治疗经过】

入院后给予天麻素及醒脑静静脉滴注对症处理，行头颅 MRI 及 MRA 检查未见异常。入院第 2 天曾出现一过性发热，体温最高 38 ℃，复查炎症标志物未见明显异常。入院第 3 天患者左耳内耳郭局部红肿，可见绿豆大小脓疱疹（图 19-2），给予糠酸莫米松乳膏及莫匹罗星软膏外用。入院第 5 天患者自觉视力下降、视物模糊。入院第 6 天出现左眼视物不清，查体可见左侧眼睑闭合乏力，眼球运动正常，向右侧注视时偶有水平方向略带旋转眼球震颤，左侧口角下垂，左侧鼓腮漏气。完善腰椎穿刺检查：脑脊液压力 130 mmH$_2$O，白细胞数及蛋白质水平升高，考虑中枢神经系统感染，加用甲泼尼龙 30 mg 口服每日 1 次抗炎、阿昔洛韦 0.625 g 静脉滴注每 8 小时 1 次抗病毒。后经全市专家会诊，停用甲泼尼龙抗炎，继续阿昔洛韦抗病毒，剂量调整到 500 mg 静脉滴注每 8 小时 1 次。入院第 16 日复查腰椎穿刺，提示仍可见白细胞及蛋白质增高，但较前有下降趋势。

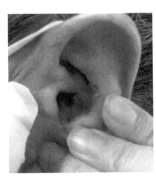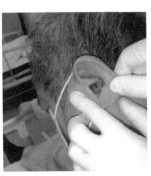

图 19-2　入院第 3 日患者左耳外耳道及耳郭可见疱疹，部分已结痂

笔记

【随访】

住院 19 天后出院，出院查体：双侧瞳孔等大等圆，对光反射灵敏，左侧额纹消失，左侧口角下垂，外耳道无异常分泌物，左侧耳郭内结痂已基本脱落。心、肺、腹查体未见异常。肌力、肌张力正常，未引出病理征。出院时给予伐昔洛韦胶囊 0.3 g 口服每日 2 次，基础疾病治疗同前。出院半年随诊，患者遗留左侧口角轻度歪斜。

病例分析

自 2020 年新型冠状病毒感染大流行以来，多国报道水痘 – 带状疱疹发病率较前增加。水痘 – 带状疱疹的自然病程受宿主免疫状态影响，再激活相关危险因素为高龄、免疫功能低下或医源性免疫抑制。新型冠状病毒感染可直接影响淋巴细胞尤其是 T 细胞，从而导致淋巴细胞减少。淋巴细胞减少及 T 细胞破坏导致机体抗感染能力受损，由于 T 细胞介导的免疫功能下降，免疫功能低下的患者发生 VZV 再活化的风险增加。另外有学者发现新型冠状病毒感染可能会诱导 Th17 过度分化，从而增加 IL-17A 的循环水平，进而触发 VZV 活化，从而增加带状疱疹的风险。新型冠状病毒感染大流行以来带来的情绪焦虑也是水痘 – 带状疱疹发病率增高的危险因素。VZV 再活化最常见的神经系统损伤是 Ramsay Hunt 综合征，表现为同侧面瘫、耳痛、内耳道或耳郭疱疹三联征，可伴有听力及平衡障碍。常见首发症状为耳痛，2～3 天出现同侧周围性面瘫及带状疱疹。本例患者存在周围性面瘫、耳痛及耳部疱疹，符合 Ramsay Hunt 综合征诊断。但本例患者首发症状为眩晕、平衡障碍，查体可见眼震及左侧指鼻试验欠稳准，考虑首先出现前庭神经、小脑、脑干受累，当时无周围性面瘫及疱疹、耳痛等表现，故最初未考虑为 VZV 感染。14%～33% 的患者皮肤或者黏膜损伤在神经功能缺损后出现，从而增加了临床诊断难度。

现已在新型冠状病毒感染患者中报道了多种脑神经及脊神经损伤包括面神经麻痹、动眼神经病变、后组脑神经病变。我院之前曾报道一例 56 岁新型冠状病毒感染患者出现颌面及口角频繁抽搐，MRI 提示双侧颞叶内侧病变，脑脊液 NGS 发现 SARS-CoV-2，提示 SARS-CoV-2 可进入中枢神经系统。但本例患者脑脊液 NGS 未发现 SARS-CoV-2 病毒，故不支持新型冠状病毒感染引起的神经损伤。

治疗方面，目前认为 72 小时内使用抗病毒药物有助于恢复，抗病毒药物的机制为抑制病毒 DNA 合成，因此只有当 VZV 增殖时才有效，在 72 小时内接受治疗的患者完全康复概率为 75%，而在症状发生 7 天后接受治疗的患者，完全康复概率为 30%。一般情况下，激素因为其抗炎及抑制水肿作用治疗也是推荐的，但不应长期使用，否则会抑制免疫反应，引起病毒感染扩散或病情恶化。

病例点评

本病的难点在于诊断，具有耳痛、外耳疱疹或周围性面瘫等典型三联征的 Ramsay Hunt 综合征临床诊断不难，但一些少见类型的病例容易误诊。本例患者首发表现为眩晕、眼震、小脑性共济失调，当时无耳痛、疱疹、周围性面瘫等典型表现，故最初误诊为脑血管病。以往研究认为 Ramsay Hunt 综合征病变多局限于脑神经颅外段损害，本例患者存在前庭神经、面神经、动眼神经及小脑、脑干受累，临床少见。在新型冠状病毒感染大流行的背景下，多国报道带

笔记

状疱疹发病率较前增加，临床医生应重视在此背景下带状疱疹发病率的增高，提高对于带状疱疹以眩晕、共济失调等相对少见症状起病时的认识，从而做到早期诊断及治疗。

（黄宇明　首都医科大学附属北京地坛医院）

【参考文献】

1. ANANTHAPADMANABHAN S，SOODIN D，SRITHARAN N，et al. Ramsay Hunt syndrome with multiple cranial neuropathy：a literature review. Eur Arch Otorhinolaryngol，2022，279（5）：2239-2244.

2. JEON Y，LEE H. Ramsay Hunt syndrome. J Dent Anesth Pain Med，2018，18（6）：333-337.

3. GRAHN A，BERGSTRÖM T，RUNESSON J，et al. Varicella-zoster virus（VZV）DNA in serum of patients with VZV central nervous system infections. J Infect，2016，73（3）：254-260.

4. 中华医学会神经病学分会，中华医学会神经病学分会神经肌肉病学组，中华医学会神经病学分会肌电图与临床神经电生理学组 . 中国特发性面神经麻痹诊治指南 . 中华神经科杂志，2016（2）：84-86.

5. GERSHON A A. Is chickenpox so bad，what do we know about immunity to varicella zoster virus，and what does it tell us about the future? J Infect，2017，74（Suppl 1）：S27-S33.

（张磊　苗冉　整理）

病例 20
甲型流感病毒继发抗 CV2
抗体相关脑炎

病历摘要

【基本信息】

患者男性，39 岁，主因"反复发热 11 周，头颈部间断抽搐 5 周"入院。

现病史：患者 11 周前（2018 年 1 月 1 日）受凉后出现发热，体温最高 39.6 ℃，伴咳嗽、咳痰、周身酸痛，症状逐渐加重并出现活动后呼吸困难，自行服药无缓解。2018 年 1 月 8 日社区医院胸部 X 线片提示双肺弥漫性病变，予以静脉滴注莫西沙星、雾化吸入布地奈德、静脉滴注甲泼尼龙治疗，病情持续加重。2018 年 1 月 9 日筛查甲型流感通用性基因阳性，当天以"重症甲型流感肺炎"转我院 ICU 治疗，给予经口气管插管、呼吸机辅助通气及咪达唑仑、芬太

笔记

尼镇静镇痛治疗，2月1日给予气管切开。期间最高体温42℃，曾查血液宏基因组高通量测序提示EBV阳性。先后给予帕拉米韦、阿昔洛韦抗病毒及其他抗细菌、抗真菌等治疗，体温波动在38℃左右。2018年2月9日停用镇静剂后患者神志无恢复并出现头颈部间断抽搐，表现为摇头、点头、伸舌，考虑存在癫痫持续状态，再次予以咪达唑仑镇静止痫后仍有头颈部间断抽搐，多种药物联合抗癫痫治疗仍未控制抽搐发作。2月23日予以静脉注射免疫球蛋白治疗（第1天20 g，其后5天每天10 g，总量70 g）。患者头颈部抽搐发作频率减少，并逐渐尝试脱离呼吸机，3月6日成功脱离呼吸机。3月13日患者意识转清（自主睁眼，可遵嘱睁闭眼，四肢无自主运动）、每日仍有头部间断抽搐（持续时间30秒左右）。在此期间仍有发热，体温波动在37～38℃。3月19日收入我院神经内科。

既往史：既往体健。

个人史：已婚，公司职员。否认吸烟、饮酒史。否认流感疫苗接种史。否认近期发热患者接触史。

【体格检查】

体温37℃，脉搏110次/分，呼吸22次/分，血压120/70 mmHg，BMI 29.4 kg/m²。镇静状态，查体欠合作，心、肺、腹查体阴性。神经系统查体：双侧瞳孔等大等圆，直径3 mm，对光反射灵敏，四肢肌张力可，肌力检查不合作。四肢腱反射消失。双侧病理征阴性。

【辅助检查】

腰椎穿刺检查结果见表20-1。

表 20-1　腰椎穿刺检查

项目	2018 年 2 月 13 日	2018 年 2 月 20 日	2018 年 3 月 12 日
压力（mmH₂O）	215	140	170
细胞总数（/μL）	18 959	13 021	10
白细胞（/μL）	38	21	5
蛋白质（mg/dL）	158.2	45.9	51.6
糖（mmol/L）	4.03	4.56	4.02
氯（mmol/L）	117.7	121.7	117.2
自身免疫指标	（−）	（−）	CV2（+）[血 CV2（++）]
墨汁染色、抗酸染色、细菌、真菌、套氏系列、EBV DNA	（−）	（−）	（−）
宏基因组高通量测序	（−）	/	/

　　影像学检查：头颅增强 MRI（2018 年 3 月 7 日）显示双侧基底节、大脑脚异常信号（图 20-1）。脑电图（2018 年 2 月 9 日）提示癫痫样波，可见阵发性全导中 – 极高波幅慢波混有棘慢波，异常波；中度异常脑电图。肿瘤筛查阴性、乙肝五项、丙肝病毒抗体、梅毒血清特异性抗体、艾滋病病毒抗体、ENA 抗体谱、抗核抗体谱、抗中性粒细胞胞浆抗体等均为阴性。

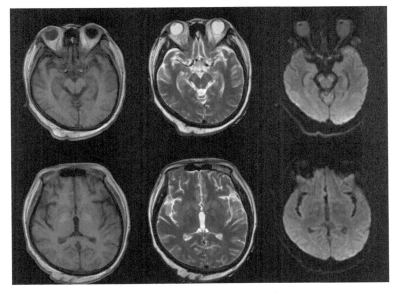

图 20-1　基底节、大脑脚异常信号

【诊断及诊断依据】

诊断：抗 CV2 抗体相关脑炎；继发性癫痫；癫痫持续状态；重症甲型流感肺炎；重度急性呼吸窘迫综合征；感染中毒性休克；细菌性肺炎；泌尿系感染。

定位诊断：患者头颈部抽搐，脑电图可见全导癫痫波，定位于广泛大脑皮层。

定性诊断：抗 CV2 抗体相关脑炎，又称塌陷反应调节蛋白 5（collapsin responsemediator protein 5）脑炎，是一种自身免疫性脑炎（autoimmune encephalitis，AE），通常为亚急性或慢性起病，以精神行为异常、癫痫发作和近记忆力障碍为主要症状，脑电图与神经影像学表现符合边缘系统受累，确诊常需检测到抗神经元抗体及排除肿瘤性疾病，该患者存在癫痫发作，影像学有边缘系统受累，血及脑脊液抗 CV2 抗体阳性，符合诊断标准，故诊断。

鉴别诊断：EB 病毒脑炎：呈急性或亚急性起病，表现为发热、认知障碍，伴或不伴癫痫发作，脑脊液白细胞、蛋白质增高，呈淋巴细胞炎性反应，脑电图多数异常；本例患者脑脊液宏基因组高通量测序及 EBV DNA 等未查到病原学证据且抗病毒治疗无效，故该诊断证据不足。

【治疗经过】

给予静脉注射免疫球蛋白 32.5 g 每天 1 次连续 5 天，感染控制后给予甲泼尼龙 1000 mg 每天 1 次连续 3 天，冲击治疗并续贯减量，效果欠佳，再次给予静脉注射免疫球蛋白 32.5 g 每天 1 次连续 5 天，咪达唑仑微量泵泵入、奥卡西平 0.9 g 每天 2 次、丙戊酸钠 1000 mg 每天 2 次、左乙拉西坦 1 g 每天 2 次、氯硝西泮 2 mg 每晚 1 次抗癫痫，头孢哌酮钠舒巴坦钠 3 g 每天 2 次、替加环素 50 mg 每天 2 次、氟康唑注射液 200 mg 每天 1 次抗感染，对症支持治疗及康复锻炼等，治疗 3 月余，效果欠佳（图 20-2）。

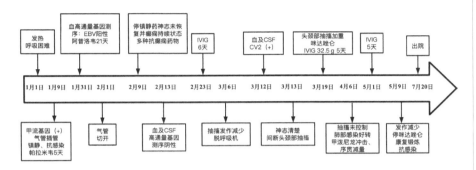

IVIG，静脉注射免疫球蛋白。

图 20-2　诊疗过程

【随访】

2018 年 7 月患者神志清楚，仍有头部抽搐、较前减少，卧床状态，出院后失访。

病例分析

本患者在重症甲型流感肺炎后出现意识障碍、癫痫持续状态，发病 1 个月后 2 次筛查抗神经元抗体均阴性，抗病毒治疗无效，丙种球蛋白治疗效果欠佳，脑脊液未查到明确病原学证据，考虑患者存在流感病毒相关性脑病（influenza-associated encephalopathy，IAE）。

目前国际上对于 IAE 的认识普遍较少。IAE 是指在流感病毒感染的急性期出现的一系列中枢神经系统功能障碍综合征，表现为快速发作的认知障碍、精神状态改变、意识障碍等，儿童常见，成人少见。

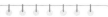

IAE 的病理学改变为脑内血管阻塞、微血栓形成、血管周围出血和水肿，这些改变尤其在脑中线区深部核团、脑干部位突出。IAE 发病机制尚无明确结论，可能与细胞因子风暴导致的炎性综合征、胶质细胞激活、代谢障碍和个体遗传因素等相关，偶可见于疫苗接种后。

IAE 根据临床表现主要可分为以下几种类型：①急性坏死性脑病，通常急性起病，病情进展快，表现为多发性脑部损伤，累及脑干和双侧丘脑，多呈对称性病变，该类型易残留后遗症；②急性脑病伴双相惊厥发作与迟发性扩散，表现为发热抽搐，双相癫痫发作，MRI 表现为皮质下白质损伤，常留有后遗症；③轻型脑病伴可逆性胼胝体压部病变，表现为胼胝体压部损伤，该类型通常病程短，预后较好；④出血性休克与脑病综合征，患者起病急，典型表现为脑病、休克，同时可伴有肝功能障碍、腹泻及弥散性血管内凝血，预后较差。该病还可表现为癫痫持续状态、瑞氏综合征。IAE 目前尚无特效疗法。

本患者发病 2 个月后筛查抗 CV2 抗体阳性，考虑为病毒感染后继发抗 CV2 抗体相关脑炎。病毒感染可能是抗 CV2 抗体相关脑炎的诱因之一，致病机制有以下假说：分子模拟假说、病毒感染后神经元崩解释放出自身抗原破坏中枢免疫耐受、针对病毒感染的自身炎性反应、遗传因素、继发免疫缺陷等。病理学改变脑组织活检可见神经元缺失、胶质增生和（或）小胶质结节、淋巴细胞浸润和噬神经现象，也可见小脑皮质萎缩和浦肯野细胞减少。

抗 CV2 抗体相关脑炎临床多表现为边缘叶脑炎和纹状体脑炎 / 基底神经节脑炎的症状，如记忆障碍、精神行为异常、癫痫发作和舞蹈样运动异常，偶可出现脑干症状；影像学多表现为边缘叶和纹状体的异常；脑电图可正常、广泛减慢或出现癫痫样放电；脑脊液多为细胞数增多和（或）蛋白升高，血清和（或）脑脊液抗 CV2 抗体阳性；抗 CV2 抗体也称副肿瘤抗体，它们的存在提示潜在肿瘤的可能性很大。超过 80% 合并肿瘤，主要是小细胞肺癌和胸腺瘤。治疗与其他类型的 AE 相同，如合并肿瘤同时给予抗肿瘤治疗或行肿瘤切除术，往往效果显著。

回顾本例患者临床过程，IAE 临床分型考虑为癫痫持续状态，影像学可见大脑脚及基底节区病变，后续继发抗 CV2 抗体相关脑炎，经反复肿瘤筛查并未筛查到肿瘤，免疫治疗效果欠佳，预后差。当临床遇到出现意识改变或精神、行为等异常的流感样病例时，要注意筛查抗神经元抗体，做到早期诊断和早期治疗，争取改善患者预后。

病例点评

本例患者甲型流感病毒感染明确，虽然无其他基础疾病，但患者形体肥胖，为发展为重症病例的高危因素。病程早期患者有超难治性癫痫持续状态、脑病等表现，虽然存在重症感染，但中枢神经系统缺乏明确感染证据，使诊断、治疗均陷入困境。最终在动态监测中发现发病 2 个月后抗 CV2 抗体转阳，考虑为甲型流感病毒感染后继发抗 CV2 抗体相关脑炎，此时患者极重的感染又限制了积极的免疫治疗方案，让治疗再次陷入困境。虽经积极治疗病情有所改善，但遗留了严重的身体残障。流感相关中枢神经系统并发症虽然预后从自限性到严重并发症不等，但却是流感相关神经系统后遗症和较高病死率的重要原因，研究认为早诊断、早治疗可以改善预后。希望以此病例警示同道，临床再遇见此类病例时可以更积极地

笔记

寻找病原学和免疫学证据，及时进行免疫治疗，提醒我们要加强感染与免疫等方面的基础研究，为此类疾病的预警、预防和救治提供科学依据。

（黄宇明　首都医科大学附属北京地坛医院）

【参考文献】

1. 关鸿志 . 病毒性脑炎的诊治 . 中华神经科杂志，2022，55（7）：747-754.

2. 中华医学会神经病学分会 . 中国自身免疫性脑炎诊治专家共识（2022 年版）. 中华神经科杂志，2022，55（9）：931-949.

3. HIDEO O K，YUICHI Y A，KEIKO T A N，et al. Characteristics and outcomes of influenza-associated encephalopathy cases among children and adults in Japan，2010-2015.Clin Infect Dis，2018，66（12）：1831-1837.

4. EIRINI M Y，ANDREA H A，GEORG P I，et al.Neurological complications associated with influenza in season 2017/18 in Austria- a retrospective single center study. J Clin Virol，2020，127（6）：1-6.

5. 赵宏伟，谢正德，许黎黎 . 流感病毒相关性脑病 / 脑炎研究进展 . 中华实用儿科临床杂志，2021，36（15）：1194-1198.

（郑博文　整理）

病例 21
影像学异常先于症状表现的克雅病

病历摘要

【基本信息】

患者男性，68 岁，主因"体检发现颅内异常信号 10 个月，记忆力下降 2 个月"入院。

现病史：10 个月前患者在单位参加常规体检，头颅 MRI DWI 检查发现左侧枕叶高信号，因无不适表现故未诊疗。3 个月前出现步态不稳，伴双足沉重感，双下肢抬起费力，步伐小，行走略前倾，无跌倒，未予诊治。2 个月前家属发现其记忆力下降，易丢失物品，当天做过的事情不能回忆，计算力差，与他人交流时反应迟钝，不能辨别行走路线，伴有言语欠清，言语低沉，偶有饮水呛咳，偶诉视物模糊、重影。1 个月前于当地医院就诊，头颅 MRI 平扫发现双侧枕叶、左侧额颞叶 DWI 异常高信号，考虑脑梗死可能，给予抗血小板聚集、降脂、改善循环等治疗，症状无明显改善。发病过程中无发热、头痛、头晕、恶心、呕吐，无性格改变、意识障碍及肢体抽搐。

既往史：慢性支气管炎病史。

个人史：否认重金属接触史、煤气中毒史、特殊药物服用史，无生食牛、羊肉史及疫区久居史。否认家族或遗传史。

【体格检查】

体温 36.5 ℃，脉搏 78 次 / 分，呼吸 20 次 / 分，血压 142/90 mmHg。神经系统查体：意识清楚，面部表情少，言语低沉、含混，计算力减退（100–7=93–7=?），远、近记忆力减退，定向力、理解力正常。视野查体不合作，双侧瞳孔等大等圆，约 3.0 mm，对光反射灵敏，双眼动充分，未发现复视、眼震。双侧额纹对称，右侧鼻唇沟较左侧略浅，咽反射亢进，伸舌居中。颈软，无抵抗。四肢肌力 5 级，双上肢肌张力正常，双下肢肌张力增高，四肢腱反射基本对称，双侧指鼻试验（−），左侧跟膝胫试验稳准，右侧跟膝胫试验欠稳准。Romberg 征（−），Romberg 征加强法（＋）。步伐小，步基不宽，行走略前倾，左上肢联带动作少，转身分步进行。双侧面部及肢体针刺觉对称，左侧关节位置觉减退，双侧髋以下音叉震动觉时间缩短。左侧提睾反射减弱。四肢腱反射基本对称，双侧掌颌反射（＋），双侧 Babinski 征（−）。

【辅助检查】

贫血三项：叶酸 4.73 ng/mL，维生素 B_{12}、铁蛋白正常。肿瘤系列、甲功全项、生化全项正常，感染筛查阴性。心电图、胸部 X 线片：未见异常。超声心动图：三尖瓣反流（轻度）。腹部超声：胆

笔记

囊壁毛糙，胆囊多发结石，胆泥淤积。颈部血管超声：右侧颈外动脉低回声斑块形成，右侧锁骨下动脉斑块形成。体感诱发电位：左下肢 T12 以上至皮层深感觉传导通路障碍。简易精神状态检查量表 23 分，轻度认知功能减退（记忆力、计算力下降为主）。头颅 MRI：双侧枕叶、左侧额颞叶可见沿脑沟分布 DWI 明显高信号。脑电图：正常范围。脑脊液检查：压力 150 mmH$_2$O，白细胞 3 cells/μL，潘氏试验阴性，蛋白质 38.8 mg/dL，糖 3.93 mmol/L（随机血糖 7.48 mmol/L），氯化物 114.2 mmol/L。脑脊液细菌涂片阴性，墨汁染色、抗酸染色阴性。外送检查：血及脑脊液自身免疫脑炎相关抗体阴性，血及脑脊液副肿瘤相关抗体阴性，血及脑脊液 OB 阴性。脑脊液 14-3-3 蛋白质阳性。

头颅 MRI DWI 序列检查结果见图 21-1。

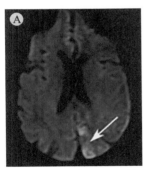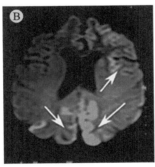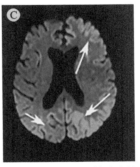

A. 2017 年 1 月检查显示左枕叶异常高信号（箭头所示）；B. 2017 年 10 月检查发现左枕叶病灶范围较 A 范围扩大，右枕叶及左侧额颞叶异常高信号（箭头所示）；C. 2017 年 11 月检查显示双侧枕叶、左侧额颞叶异常高信号（箭头所示）。

图 21-1 头颅 MRI DWI 序列检查结果

【诊断及诊断依据】

诊断：很可能的散发型克雅病（Creutzfeldt-Jakob disease，CJD）；慢性支气管炎。

定位诊断：进行性痴呆，视觉异常，定位于广泛的大脑皮层；

141

面部表情少，双下肢肌张力增高，步态异常，行走联带动作少，定位于锥体外系；右侧跟膝胫试验欠稳准，定位于小脑及其联系纤维；右侧鼻唇沟较左侧略浅，咽反射亢进，左侧提睾反射减弱，双侧掌颌反射（＋），定位于双侧锥体束；左侧关节位置觉减退，双侧髂以下音叉震动觉时间缩短，Romberg征加强法（＋），定位于深感觉传导通路；结合头颅MRI提示双侧额、顶、枕叶及左颞叶多发异常信号，综合定位于双侧大脑半球。

定性诊断：患者具有快速进展性痴呆，以致生活完全不能自理，结合患者视觉或小脑问题、锥体外系表现等症状及体征，头颅MRI检查可见多发皮层花边样高信号，脑脊液14-3-3蛋白质阳性，否认家族或遗传史，病程1年，参照2017年国际CJD研究与监测组修订标准，本病例符合很可能的散发型CJD诊断。

鉴别诊断：其特异的影像学改变需要与线粒体脑病、缺血缺氧性脑病、皮层静脉梗死、自身免疫性脑炎等疾病相鉴别。

【治疗经过】

予以改善循环、认知功能及稳定斑块等治疗，症状未见明显好转，家属要求出院。

【随访】

出院后随访，患者认知功能明显减退，随地便溺，生活不能自理，并出现肌阵挛，卧床，出院2个月后死亡。期间未复查脑电图及头颅MRI。

病例分析

本例患者体检时头颅MRI检查发现沿枕叶走行的异常带状高信

号，称为飘带征或花边征，当时无不适表现，此后随疾病进展，出现快速进展性痴呆、肌阵挛、视觉或小脑问题、锥体外系表现等症状及体征，复查头颅 MRI DWI 可见额颞顶枕叶多发皮层花边样高信号，脑脊液 14-3-3 蛋白质阳性，符合很可能的散发型 CJD 诊断。

朊病毒病是一种进展性和不可逆的神经退行性疾病，年发病率低（0.015‰～ 0.02‰）。散发型 CJD 是最常见的人类朊病毒病，是一种快速进展、普遍致死和可传播的朊病毒病，目前尚无有效的治疗方法。近年来，多个国家的发病率一直在增加。最常见的症状是快速进行性痴呆、小脑共济失调和肌阵挛，症状出现后的平均预期寿命为 6 个月。目前有基于临床表型的诊断标准，以及神经影像学生物标志物 [头颅 MRI DWI 或 FLAIR 序列至少有两个皮质区域（颞、顶、枕）或尾状核 / 壳核高信号]、神经生理学测试（脑电图和多导睡眠图）和脑脊液生物标志物（14-3-3 蛋白质）和朊病毒实时震动诱导转化（real-time quaking-induced conversion，RT-QuIC）检测。其中一些测试（如脑电图和 14-3-3 蛋白质）的敏感性和特异性正在讨论中，其他测试（如 RT-QuIC）的适用性并不普遍。通过对新的、更有效的脑脊液生物标志物（总 tau、总 tau/ 磷酸化 tau 和神经丝轻链的比率）和潜在的血液生物标志物进行研究，以期普及朊病毒病的早期诊断。

DWI 对于快速进展性痴呆患者散发型 CJD 的诊断具有极好的诊断价值，新皮质是最常见受累部位，其次是纹状体、丘脑和小脑，敏感性为 91%，特异性为 97%。特征性异常在初始扫描中仍显示检测不足，当涉及大脑皮层和多个区域时，敏感性更好。多参数定量 MRI 疾病分期是一种有用的工具，可从放射学上追踪散发型 GJD 的进展。fMRI 作为追踪朊病毒病进展的生物标志物的意义和可能用途

笔记

正在进一步探讨中。本例患者影像学异常早于临床症状出现，在临床上实属罕见，相关文献报道较少。

CJD 脑电图特征可表现为广泛性周期性放电（通常称为周期性尖波复合体），早期脑电图也可出现癫痫样放电。本例患者脑电图正常，可能与监测时间短和处于疾病早期阶段有关。由于经济等原因未能进行 *PRNP* 基因筛查。

病例点评

CJD 是一种快速致死的可传播性朊病毒病，早期、快速、准确的诊断对于流行病学监测和公共卫生活动至关重要。本例患者影像学异常早于临床症状出现，极为罕见，提醒广大临床医生对于无症状及症状轻微的患者若发现有 MRI 异常表现需要引起高度警惕，密切关注症状与体征的变化，动态观察 MRI 影像学改变，并可进一步完善脑脊液及脑电图等检查。对于出现 CJD 的特征性神经精神症状患者，可选用 RT-QuIC 检测朊病毒。目前，基于血液和脑脊液生物标志物检测对 CJD 的诊断及预后评估的研究正在进行中，以期未来能够早期诊断疾病及监测疾病进展。

（张巍　首都医科大学附属北京天坛医院）

【参考文献】

1. CDC's Diagnostic Criteria for Creutzfeldt-Jakob Disease（CJD），USA，2010.

2. HERMANN P，APPLEBY B，BRANDEL J P，et al. Biomarkers and diagnostic guidelines for sporadic Creutzfeldt-Jakob disease. The Lancet，2021，20（3）：235-246.

3.　ALTUNA M，RUIZ L，ZELAYA M V，et al. Role of biomarkers for the diagnosis of porion diseases：a narrative review. Medicina（Kaunas），2022，58（4）：473.

4.　WATSON N，HERMANN P，LADOGANA A，et al. Validation of revised International Creutzfeldt-Jakob disease surveillance network diagnostic criteria for sporadic Creutzfeldt-Jakob disease. JAMA Netw Open，2022，5（1）：e2146319.

5.　PARK H Y，KIM M，SUH C H，et al. Diagnostic value of diffusion-weighted brain magnetic resonance imaging in patients with sporadic Creutzfeldt-Jakob disease：a systematic review and meta-analysis. European radiology，2021，31（12）：9073-9085.

（姜美娟　整理）

笔记

病例 22
脑室镜下脑室内感染的外科诊疗

📋 **病历摘要**

【基本信息】

患者女性，15 岁，主因"脑出血术后 50 天，发热 14 天"于 2017 年 6 月 29 日入院。

现病史：患者于 2017 年 5 月 11 日无明显诱因出现意识丧失，就诊于当地医院，诊断为"脑出血破入脑室"，行脑室引流术，术后病情好转，意识逐渐恢复，后又于 2017 年 6 月 2 日在当地医院行开颅血管畸形切除术（具体不详），术后留置脑室外引流，6 月 12 日拔除。6 月 14 日出现发热伴头痛，体温最高 39.5 ℃，伴畏寒、寒战，伴恶心、呕吐，复查头颅 CT 提示脑积水，脑脊液常规提示细胞数高、脑脊液蛋白质高、糖和氯化物低，脑脊液培养提示屎肠球菌、

146

大肠埃希菌，诊断为"颅内感染、脑积水"，给予美罗培南、利奈唑胺抗感染治疗，先后给予腰大池引流术和脑室外引流术引流脑脊液，患者仍间断发热。6 月 26 日因脑积水再次行脑室钻孔外引流术。为系统诊治急诊入我院。

既往史：否认其他病史。

【体格检查】

体温 37 ℃，脉搏 112 次 / 分，呼吸 21 次 / 分，血压 117/75 mmHg。神经系统查体：神志昏睡，查体欠合作，心、肺、腹无阳性体征。双下肢无水肿，四肢肌力、肌张力正常，腹壁反射正常引出，双侧肱二、肱三头肌腱反射及膝腱反射、跟腱反射正常未引出，双侧 Babinski 征阳性，踝阵挛阴性，扑翼样震颤阴性，Kernig 征阳性。头部切口愈合良好，留置额角脑室外引流管并固定良好。

【辅助检查】

入院前（外院，2017 年 6 月 28 日）：脑脊液培养见大肠埃希菌、屎肠球菌。脑脊液常规：白细胞总数 500×10^6/L，葡萄糖 1.5 mmol/L，氯化物 113 mmol/L，蛋白质 0.61 g/L。

入院当天（2017 年 6 月 29 日）：血常规为 WBC 7.65×10^9/L，NE% 71.00%，NE 5.43×10^9/L，RBC 3.95×10^{12}/L，HGB 114.00 g/L，HCT 33.70%，PLT 355.00×10^9/L；C 反应蛋白 56.3 mg/L；红细胞沉降率 86.00 mm/h；降钙素原 0.07 ng/mL。

入院第 2 天（2017 年 6 月 30 日）：脑脊液常规检验结果为无色透明，总细胞数 372 cells/μL，白细胞数 172 cells/μL，单核细胞 20%，多核细胞 80%。脑脊液生化检验结果为 UCFP 55.1 mg/dL，Cl⁻ 110.1 mmol/L，GLU 2.71 mmol/L。

入院 5 天后（2017 年 7 月 4 日）：血常规为 WBC 5.97×10^9/L，

笔记

NE 3.73×10^9/L，NE% 62.45%；C 反应蛋白 2.7 mg/L；红细胞沉降率 36.0 mm/h。多次脑脊液细菌培养无阳性结果。

入院时头颅 CT：可见脑室增大，脑室外引流管贴壁（图 22-1）。

术前头颅 MRI 见图 22-2。

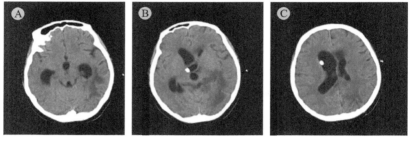

图 22-1 入院时头颅 CT

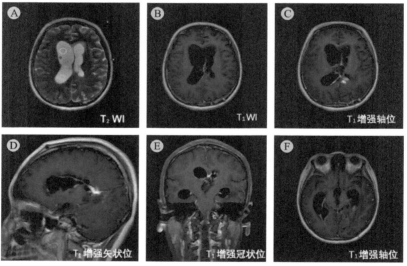

A. T_2WI 可见脑室内分隔，额角与三角区信号强度不同；B ～ F. 增强扫描可见脑室内局部假膜、条索形成。

图 22-2 术前头颅 MRI

【诊断】

中枢神经系统感染（脑室内感染）；脑出血术后；脑积水；脑室外引流术后。

【治疗经过】

患者入院后给予美罗培南、万古霉素抗感染治疗，病情逐渐好转，体温正常。考虑患者脑室内感染明确，且外院脑室引流管欠通畅，于 2017 年 7 月 17 日在全身麻醉下行脑室外引流管拔除、内镜探查术，拟探查并打通脑室内分隔，行透明隔造瘘及三脑室底造瘘术。

手术过程：在脑室镜下探查右侧脑室、室间孔及三脑室，见室管膜血管增生、局部增厚粘连较重，三脑室内导水管上口及右侧脑室三角区炎性假膜形成分隔，分别去除局部假膜，并打通导水管上口及透明隔，局部室管膜表面发黄，散在部分颗粒状沉积物，给予部分清除（图 22-3）。探查三脑室底见三脑室底室管膜增厚，血供极丰富，术中评估考虑三脑室底造瘘出血风险极大，未行三脑室底造瘘术，于侧脑室留置外引流管一根固定良好。

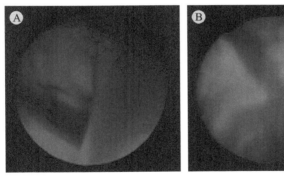

可见脑室内炎性隔膜，脑室壁血管增生。

图 22-3　术中图像

术后患者病情稳定，继续给予万古霉素、美罗培南联合抗感染治疗至 7 月 28 日，后改用哌拉西林钠舒巴坦钠抗感染治疗，继续予以持续脑室外引流，定期化验脑脊液，提示脑室内感染控制良好。复查脑脊液（2017 年 8 月 14 日）：脑脊液常规检验结果为无色透明，总细胞数 20 cells/μL，白细胞数 2 cells/μL。脑脊液生化检验结果为蛋白质 10.3 g/dL，Cl⁻ 70.2 mmol/L，GLU 3.54 mmol/L。提示符合脑室 – 腹腔分流指征。

第二次手术：2017 年 8 月 16 日行脑室 – 腹腔分流术，过程顺利，术后 CT 提示分流管位置良好（图 22-4）。术后给予头孢呋辛预防感染 3 天，患者恢复良好，分流泵工作良好，于 8 月 29 日出院。出院后进行康复治疗。

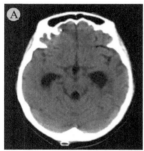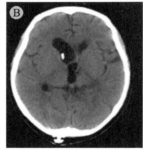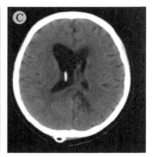

图 22-4　分流术后 CT

【随访】

随访 5 年，患者目前生活可自理，肢体活动良好，未再次出现脑积水，未出现感染、分流管梗阻等并发症，无癫痫发作等其他并发症。

病例分析

脑室系统感染的主要诱发因素是开放性颅脑损伤、脑室手术、脑室外引流、腰大池引流、垂体瘤经鼻术后、脑脊液漏等，自发性脑室内感染少见。其中脑室外引流术是脑室内感染的主要诱发因素，有研究发现脑室外引流管放置时间在 2 周以内的感染率为 10%，2 周以后则为约 21.41%。

脑室镜技术在脑室内感染及脑积水方面有很大的应用价值，可以在直视下进行彻底清除脑室内沉渣、附壁脓苔、条索、积血和组织碎屑等，可以行第三脑室底部造瘘术、透明隔造瘘，并将脑室内炎性分隔打通，将闭锁的室间孔、导水管贯通，重建脑脊液循环。

对于脑室内感染的患者，进行三脑室底部造瘘时需慎重，因为炎性刺激，室管膜上常常伴有血管增生，容易发生术中难以控制的出血，术中应当根据实际情况进行决策。对于术后是否行脑室内抗生素灌洗，目前尚有争议，部分研究认为灌洗会加速患者恢复，也有部分研究认为脑室内灌洗并不能有效地治疗脑室内感染。

对于需长期留置脑室外引流管的患者，何时将外引流改为脑室 – 腹腔分流，需要很好地把握手术时机。若外引流时间太短，感染容易反复，也容易发生堵管；若外引流时间太长，则可能引起新的逆行性感染。对于此种情况，需注意：首先，一定要有效保持引流管口的清洁，做好引流管护理，包括定期换药、消毒。从引流管留取脑脊液化验时尤其需谨慎操作，避免继发性感染；其次，对于术前预估可能需长期引流的患者，可采用长程外引流，经本团队大量病例证实有很好的效果，可长期引流，能降低感染发生率、减少更换引流管的次数，并能减少患者手术及住院费用，值得推广。

本病例术前通过仔细阅片，可以看到侧脑室内的分隔，通过脑室镜直接观察，去除脑室内的分隔，并行透明隔造瘘，有效地打通了双侧脑室，避免了再次堵塞。对于第三脑室底部造瘘，在有炎症的情况下，局部血管增生，一旦发生出血，便会导致术野不清晰，可能会面临无法止血的局面，风险较高，须慎重。

综上所述，脑室内感染是神经外科医生面临的比较棘手的一种疾病，其病死率与致残率均较高，积极有效的抗感染治疗需贯穿始终，必要时需神经外科医生、ICU 医生及感染科医生进行多学科会诊，共同调整药物治疗方案；内镜手术可在直视下对脑室分隔、继发性脑积水、脑室内脓苔等进行处理，有效治疗脑室系统感染。

病例点评

脑室系统感染是神经外科比较难处理的一种并发症，致死率和致残率高，在内镜技术普及之前，因为脑室内各种粘连、分隔的存在，往往会出现难以解决的脑积水，额角、体部、三角区、颞角、三脑室等均可能因为炎性粘连变成一个个孤立的无效腔，引流管的侧孔也可能因为炎性分泌物的包裹而频繁发生堵塞，导致手术失败。

对于脑室内感染的患者，通常需要长期脑室外引流，待脑脊液蛋白质含量及细胞数下降后，再行脑室 – 腹腔分流术，但脑室外引流本身又容易造成逆行性新发感染，本文提出的长程外引流术，是解决这个难题的一个有效方案。脑室内感染后的分隔，可通过透明隔造瘘、三脑室底造瘘等方法实现，但在三脑室底造瘘时，一定要慎重，避免由于炎性血管增生造成大出血的发生。

本病例成功地通过脑室镜对脑室内感染的患者进行了综合治疗，脑室镜技术的优势得到了很好的展现，长期随访结果也提示患者疗效佳，值得参考借鉴。

（冯恩山　首都医科大学附属北京地坛医院）

【参考文献】

1. 姜莱，赵东刚，韩晶，等．脑室外引流术后并发颅内感染的因素分析．中华神经外科杂志，2014，30（4）：396-398.

2. 关峰，胡志强，黄辉，等．采用神经内镜技术诊疗脑室系统感染．中华神经外科杂志，2018，34（6）：559-563.

3. 郭见，黄国栋，纪涛，等．神经内镜在严重脑室感染并脑积水中的应用（附 27 例报道）．中华神经医学杂志，2016，15（7）：727-732.

4. 陈世超，冯恩山，李培亮，等．脑室 – 腹壁长程外引流术和二期脑室 – 腹腔分流术在神经外科中的应用体会．中华神经外科杂志，2021，37（7）：711-712.

（李培亮　整理）

病例 23
神经外科手术后广泛耐药感染的综合治疗

病历摘要

【基本信息】

患者男性，50岁，主因"发作性言语不能4小时，头痛、意识障碍3小时余"入院。

现病史：患者4小时前无明显诱因突发言语不能，持续几分钟后可自行缓解，当时未予重视，约3小时前患者突发头痛，为全脑胀痛，伴恶心、呕吐，呕吐物为咖啡色胃内容物（具体量不详），随之出现意识不清，伴小便失禁，无肢体抽搐或大便失禁，就诊于机场医务所，口服速效救心丸（剂量不详）后症状未见好转，故来我院急诊就诊，急查头颅CT提示左侧丘脑出血，破入侧脑室

（图23-1）。急诊给予甘露醇250 mL脱水降颅压治疗，同时给予导尿，以"脑出血破入脑室"收入院。

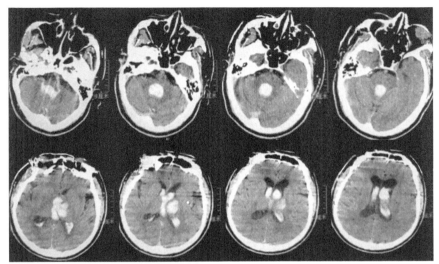

左侧丘脑出血，破入脑室，第三脑室、第四脑室铸型。

图 23-1　急诊头颅 CT

既往史：高血压病史 10 年，最高 210/125 mmHg，不规律口服药物，药物名称及剂量不详，血压控制不详。

个人史：吸烟史 20 年，每天约 60 支，已戒烟 10 年。饮酒史 30 年，每天约 200 mL。

【体格检查】

体温 36.5 ℃，脉搏 96 次 / 分，呼吸 20 次 / 分，血压 210/125 mmHg。神经系统查体：神志不清，昏迷，舌后坠，口咽通气道辅助通气，间断呼吸，双侧瞳孔不等大，左∶右 =2.5 mm ∶ 1.5 mm，对光反射迟钝，颈项强直，四肢刺激呈伸展状态，膝腱反射等生理反射消失，Babinski 征未引出。

【辅助检查】

头颅 CT（2017 年 7 月 18 日）：左侧丘脑出血，破入脑室，第三脑室、第四脑室铸型。胸部 X 线片（2017 年 7 月 18 日）：两肺纹理增多，心影饱满。心电图：房性心动过速，偶发室上性期前收缩，Ⅰ度房室传导阻滞，ST 段压低，下壁心外膜下心肌损伤。心肌酶未见异常。

【诊断】

脑出血破入脑室（丘脑，左侧），脑室铸型（第三脑室、第四脑室），梗阻性脑积水，脑疝；中枢神经系统感染；中枢性呼吸衰竭；高血压 3 级（极高危）；吸入性肺炎；应激性溃疡；心律失常，房性心动过速，偶发室上性期前收缩，Ⅰ度房室传导阻滞。

【治疗经过】

急诊完善术前检查，行左侧脑室穿刺外引流术＋腰大池穿刺置管外引流术，持续引流，因留置脑室外引流管，颅内感染风险高，给予头孢呋辛 1.5 g 每 12 小时 1 次预防感染，引流 2 周后拔除脑室引流管及腰大池引流管。

2017 年 8 月 3 日患者出现意识障碍进行性加深，昏迷，双侧瞳孔不等大，对光反射存在，复查头颅 CT 提示血肿吸收，脑室无明显扩张（图 23-2）。同时行腰椎穿刺，压力大于 330 mmH$_2$O，脑脊液浑浊，总细胞 12 000 cells/μL，白细胞 10 589 cells/μL，单核细胞 2%，多核细胞 98%，五管糖 1～5 管糖阴性，潘氏试验阳性。脑脊液生化检验：UCFP 212 mg/dL，GLU 0.16 mmol/L，Cl$^-$ 113 mmol/L，提示颅内感染。经验性使用万古霉素 1000 mg 每 12 小时 1 次及美罗培南 2 g 每 8 小时 1 次抗感染治疗，给予腰大池引流，同时给予万古霉素鞘内注射。

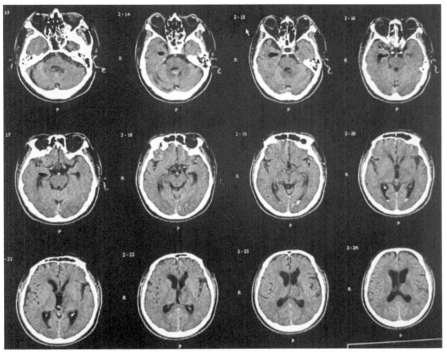

血肿吸收，脑室无明显扩张。

图 23-2　头颅 CT（2017 年 8 月 3 日）

2017 年 8 月 13 日脑脊液培养结果为鲍曼不动杆菌，广泛耐药，仅对多黏菌素敏感，抗感染方案暂调整为美罗培南 2 g 每 8 小时 1 次及替加环素 100 mg 每 12 小时 1 次。多黏菌素申请成功后给予多黏菌素 300 万 U 每 8 小时 1 次及替加环素 100 mg 每 12 小时 1 次抗感染治疗，同时多黏菌素鞘内注射。复查头颅 CT 提示脑室系统扩张（图 23-3），感染后交通性脑积水。

2017 年 8 月 16 日行左侧脑室穿刺外引流术，拔除腰大池引流管。积极引流及抗感染治疗后脑脊液细胞数逐渐下降，糖含量逐渐升高，中枢神经系统感染治疗有效，患者逐渐可自主睁眼。

2017 年 8 月 27 日脑脊液培养结果为鲍曼 / 醋酸钙不动杆菌复合体感染，对多黏菌素等药物广泛耐药，对替加环素敏感，继续给予多黏菌素 300 万 U 每 8 小时 1 次及替加环素 100 mg 每 12 小时 1 次抗感染治疗。

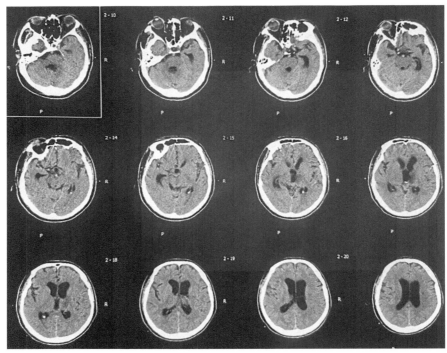

脑室扩张，脑积水。

图 23-3　头颅 CT（2017 年 8 月 15 日）

2017 年 9 月 5 日行头颅 MR 检查提示脑室系统扩张，较前加重，左侧脑室旁白质及左额叶脱髓鞘改变（图 23-4）。病情危重，期间多次行脑室穿刺外引流及腰大池引流交替治疗。患者意识状态无明显好转，考虑可能存在炎性粘连，分隔形成，于 2017 年 9 月 12 日行神经内镜下三脑室底造瘘 + 导水管成形术 +Omaya 囊置入术，次日拔除腰大池引流管，术后复查头颅 MRI（图 23-5），定期经 Omaya 囊（图 23-6）抽取脑脊液降低颅内压，其后脑脊液培养结果为粪肠球菌直至 2017 年 9 月 23 日。于 2017 年 9 月 15 日停用替加环素及多黏菌素，改为万古霉素 1000 mg 每 12 小时 1 次抗感染治疗。

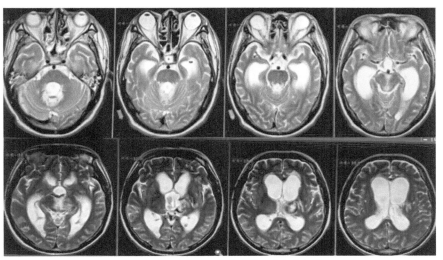

脑室系统进一步扩张，室旁水肿，脑积水加重。

图 23-4　头颅 MR（2017 年 9 月 5 日）

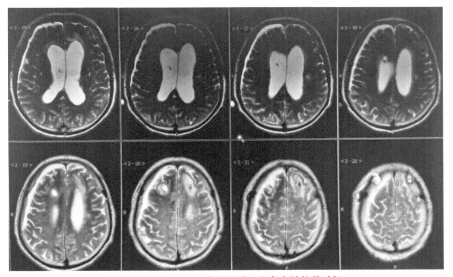

右侧脑室可见 Omaya 囊脑室端，室旁水肿较前减轻。

图 23-5　术后复查 MR（2017 年 9 月 12 日）

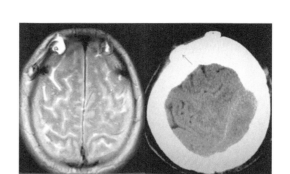

图 23-6　Omaya 囊（箭头所指）

自 2017 年 9 月 26 日脑脊液培养结果阴性，脑脊液连续化验结果正常后，于 2017 年 10 月 11 日行左侧脑室 – 腹腔分流术，因此次住院期间出现颅内感染，且致病菌广泛耐药，因此给予万古霉素预防颅内感染。术后逐步给予分流泵调压至 1.0 档后患者神志逐渐好转，头颅 CT 提示脑积水较前好转（图 23-7）。术后第 5 天神志清楚，瞳孔左：右 =3 mm ： 3 mm，对光反射灵敏，四肢肌力逐渐好转，出院时左侧肢体肌力 4– 级，右上肢肌力 3 级，右下肢肌力 2+ 级，四肢肌张力正常，双侧 Babinski 征未引出。

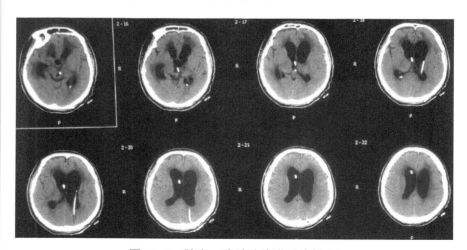

图 23-7　脑室 – 腹腔分流术后头颅 CT

【随访】

患者出院后行康复治疗，术后半年患者言语对答切题，反应略迟钝，左侧肢体肌力 5 级，右侧肢体肌力 4 级，共济运动欠协调，日常生活能自理。

病例分析

自 20 世纪 80 年代以来，在全球的医院感染中，耐药菌株已成为越来越常见的病因。

对于广泛耐药的不动杆菌，主要治疗选择是多黏菌素类，它包括多黏菌素 B 和黏菌素（即多黏菌素 E），静脉给药时，多黏菌素 B 或黏菌素渗透进入脑脊液的量都较少。多黏菌素类鞘内 / 脑室内给药已用于治疗多药耐药革兰氏阴性菌引起的中枢神经系统感染。由于多黏菌素 B 的临床经验有限，一些专家倾向于黏菌素鞘内给药或脑室内给药而不是多黏菌素 B。黏菌素：一日 10 mg；多黏菌素 E 甲磺酸钠（相当于 125 000 IU 或 4.2 mg 黏菌素碱活性），一日 1 次或分 2 次给予、每 12 小时 1 次；多黏菌素 B：成人 5 mg/d（50 000 IU/d），儿童 2 mg/d。某些四环素类药物（米诺环素和替加环素）可能也有用。替加环素对某些多重耐药和广泛耐药的鲍曼不动杆菌菌株有效，高于标准剂量的替加环素也能被很好地耐受，有研究表明，与标准剂量组相比，高剂量组患者有更好的结局。对于不动杆菌感染，联合抗生素治疗是一种常用策略，目的在于在获悉药敏试验结果之前增加充分经验性抗生素覆盖的可能性，降低出现耐药性的风险，以及改善多重耐药或广泛耐药性感染的结局。

对于脑室感染、脑积水患者，行脑室和腰大池外引流术，引流

笔记

管经皮下隧道潜行≥5 cm，可减少移位、脱管、脑脊液漏及避免感染的发生；如脑室积脓，建议行脑室灌洗，或行脑室镜治疗；减少脑脊液标本采集的频率，每日评估引流量及引流液性质；病情允许尽早拔除，留置时间不宜超过3周，必要时更换新的引流管。

本例患者严重的颅内感染，经及时调整、正确使用抗生素、外科引流及全身营养支持等综合治理，得到了有效控制，并取得了良好预后，为临床诊治广泛耐药感染的救治积累了宝贵的经验。

病例点评

术后中枢神经系统感染是神经外科严重的并发症之一，文献报道术后颅内感染发生率为4.6%～30%，其中术后脑膜炎的发生率为0.3%～25%，脑室外引流（extraventricular drainage，EVD）相关感染发生率达8%～22%，腰大池外引流发生率约为5%。一旦发生颅内感染将增加患者住院时间及医疗费用，严重的颅内感染病死率可达4.4%～33.3%，本例患者左侧丘脑出血破入脑室，急性梗阻性脑积水，需要行EVD进行治疗，而尿激酶注射、导管留置时间较长均是EVD相关颅内感染的危险因素。术后颅内感染病原体主要为细菌，更为严峻的是，近年来多重耐药菌（multidrug-resistant organism，MDRO）、广泛耐药菌（extensive-drug resistant organism，XDRO）、泛耐药菌（pandrug resistant organism，PDRO）引起的中枢神经系统感染大幅增多，感染不易控制，病情危重，治疗难度大，死亡率高。本例患者经过多次EVD、Omaya囊置入、脑室镜手术、腰大池外引流等有创手术，不仅减少了颅内感染的细菌载量，同时减轻了脑积水造成的脑组织损伤。抗生素联合应用，静脉、鞘内注射多途径给药，都体现了严重颅内感染治疗的难度。手术后颅内感染，以预防为主，感染后的早期诊断及经验性抗生素应用，均应根据治疗的反应性、细菌培养和药敏结果及时调整，这一点尤为重要。在抗生素应用之外，外科处理措施，特别是对感染病灶的有效引流也尤为重要，这些综合治疗措施决定了患者的预后。本病例为神经外科术后中枢神经系统感染，致病菌广泛耐药，经过长时程和耐心的诊治，患者最终痊愈、康复，为广大临床工作者提供了宝贵的经验，同时也应该吸取其中教训，以便使患者获益最大化。

（王宁　首都医科大学宣武医院）

【参考文献】

1. LOGAN L K，GANDRA S，TRETT A，et al. Acinetobacter baumannii resistance trends in children in the United States，1999-2012. J Pediatric Infect Dis Soc，2019，8（2）：136-142.

2. TSUJI B T，POGUE J M，ZAVASCKI A P，et al. International Consensus Guidelines for the Optimal Use of the Polymyxins：Endorsed by the American College of Clinical Pharmacy（ACCP），European Society of Clinical Microbiology and Infectious Diseases（ESCMID），Infectious Diseases Society of America（IDSA），International Society for Anti-infective Pharmacology（ISAP），Society of Critical Care Medicine（SCCM），and Society of Infectious Diseases Pharmacists（SIDP）. Pharmacotherapy，2019，39（1）：10-39.

3. 中国医师协会神经外科医师分会神经重症专家委员会，北京医学会神经外科学分会神经外科危重症学组 . 神经外科中枢神经系统感染诊治中国专家共识（2021版）. 中华神经外科杂志，2021，37（1）：2-15.

（王小永　整理）

病例 24
内镜下垂体脓肿的外科治疗

病历摘要

【基本信息】

患者男性，16岁，主因"发作性头痛、头晕1年半，加重伴恶心、呕吐、发热5天"于2021年7月21日入院。

现病史：患者1年半前无明显诱因出现头痛、头晕，表现为双额颞部及右眼部胀痛，非旋转性头晕，持续十分钟至数小时后自行缓解，无恶心、呕吐，无其他不适，就诊于当地医院，自诉检查"未见异常"，后上述症状间歇性发作，可自行缓解，未再就医。入院5天前患者在玩手机游戏时突发右侧头部、眼部胀痛，伴恶心、呕吐，呕吐物为胃内容物，量约30 mL，持续数小时未缓解，就诊于昌平某医院，头颅CT提示鞍区占位（图24-1），同时出现高热，

笔记

体温最高达 40 ℃，给予退热药物治疗，头痛无明显缓解。入院 3 天前就诊于北京某医院，建议先查明发热原因再行下一步治疗，后就诊于我院，门诊以"鞍区占位伴发热"收入院。患者自发病以来，无多饮、多尿，无肢端肥大，无毛发分布异常，无紫纹，精神差，饮食、睡眠差，二便正常，体重无明显改变。

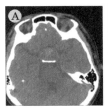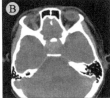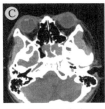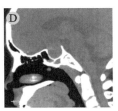

术前 CT 提示蝶鞍扩大，鞍区等密度 / 高密度影。

图 24-1　术前 CT

既往史：8 年前患肺炎，输液后好转，具体不详；6 年前患心肌炎，药物保守治疗，具体不详。否认其他病史。

【体格检查】

体温 40.3 ℃。神经系统查体：神志清，精神弱，言语流利，视力粗侧正常，双侧瞳孔等大等圆，对光反射灵敏，巩膜黄染，全身皮肤黄染，腹部略有肌紧张，无明显压痛及反跳痛，墨菲征阴性，肠鸣音正常，四肢肌力、肌张力正常，双侧病理征阴性，男性生殖器官发育迟缓。眼科检查：右眼视力 0.5（戴镜），左眼视力 0.6（戴镜），双眼颞侧偏盲。

【辅助检查】

入院时：血常规检验结果为白细胞 11.31×10^9/L，中性粒细胞 7.20×10^9/L。肝功能：总胆红素 67.7 μmol/L，直接胆红素 15.2 μmol/L，AST 55.8 U/L。电解质：Na^+ 123 mmol/L。降钙素原：0.13 ng/mL，C 反应蛋白：35.5 mg/L。生殖激素：睾酮 < 0.01 ng/mL，催乳素

15.73 ng/mL。甲状腺功能：T3 < 0.04 ng/mL，T4 2.18 μg/dL，游离 T4 0.45 ng/dL，游离 T3 < 1.07 pg/mL，TSH 0.37 nIU/mL。

入院后 1 周：血常规、肝功能、胆红素、降钙素原、C 反应蛋白均正常，催乳素降至正常，睾酮仍低（ < 0.01 ng/mL）。甲状腺功能：T3 < 0.04 ng/mL，T4 4.14 μg/dL，游离 T4 0.68 ng/mL，游离 T3 1.28 ng/mL，TSH 0.39 nIU/mL。头颅 MRI 提示鞍区占位，考虑可能为垂体腺瘤卒中（图 24-2，图 24-3）。

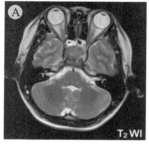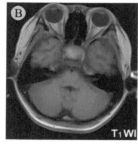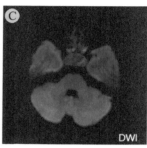

术前 MRI 提示 T_2WI 等信号 / 高信号，T_1WI 等信号 / 高信号，DWI 等信号 / 低信号。

图 24-2　术前 MRI

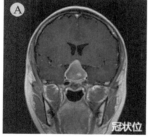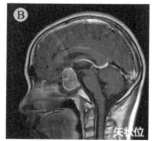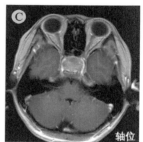

术前 MRI 增强提示鞍内及鞍上占位，环形强化，内部不均匀强化。

图 24-3　术前 MRI 增强

【诊断】

鞍区占位性病变（垂体脓肿？垂体腺瘤卒中？）；垂体功能减退、低钠血症；发热原因待查；黄疸原因待查；肺炎既往史；心肌炎既往史。

【治疗经过】

入院后实验室检查提示炎性指标高、贫血、肝功能异常、黄疸、甲状腺功能减退及垂体功能低下。给予哌拉西林钠舒巴坦钠试验性抗感染治疗，以及保肝退黄、补充电解质、激素替代等对症支持治疗，5天后体温正常，实验室检查提示降钙素原、C反应蛋白等炎性指标均降至正常，胆红素于入院3天后降至正常，甲状腺功能好转，完善术前准备后于2021年8月2日在全身麻醉下行内镜经鼻鞍区病损切除术。

手术过程：常规全身麻醉，平卧位，消毒铺巾。右侧鼻孔置入30°鼻内镜，常规使用肾上腺素棉条浸润鼻甲及鼻中隔黏膜，外移中上鼻甲，暴露蝶窦开口，制作鼻中隔黏膜瓣，使用高速磨钻去除蝶窦前壁，见蝶窦前下壁骨质明显增厚，考虑慢性炎症所致，磨除范围两侧达颈内动脉隆突内缘，咬除鞍底骨质，见硬膜张力高，使用稀碘伏与过氧化氢反复冲洗术腔。棉片保护术区，用穿刺针穿刺，见黄色豆渣样物质涌出，钩刀切开鞍底，见正常垂体挤压变薄，位于鞍底前下方，从垂体旁进入病灶腔内，见大量灰黄色豆渣样内容物，血运一般，局部黄色脓苔附着于腔壁（图24-4），以刮圈及吸引器分块切除病灶，留取部分标本送检，病灶全切，鞍隔塌陷满意，双侧海绵窦内侧壁完整，无脑脊液漏，再次用稀碘伏冲洗术腔，然后用明胶海绵填塞术腔止血，接着将鼻中隔黏膜瓣翻向鞍底，术毕，出血约50 mL。

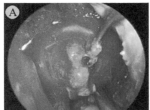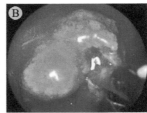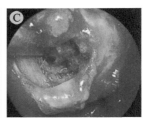

A. 术中可见鞍内大量豆腐渣样内容物；B. 抽吸内容物；C. 局部脓苔。

图 24-4　术中图像

　　术后给予哌拉西林钠舒巴坦钠抗感染 1 周，常规激素替代治疗，患者恢复良好，体温正常，术后 CT（图 24-5）及 MRI（图 24-6）提示病灶清除彻底，无残留出血等，未再次出现全身感染症状，化验血常规、肝肾功能、催乳素、皮质醇、甲状腺功能均恢复正常，睾酮仍低。术后 1 周拔除鼻腔填塞物，8 月 11 日出院。

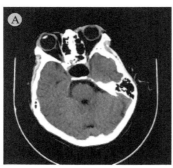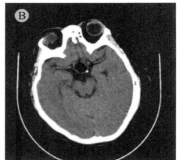

图 24-5　术后 1 天 CT

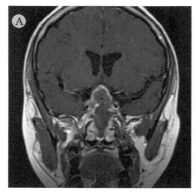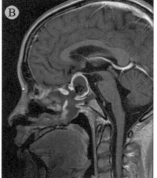

图 24-6　术后 1 周 MRI

　　术后病理：镜下见梗死组织及出血，内残存少许上皮细胞，并见散在的硫磺颗粒样结晶物，六胺银染色阳性，周围有炎症细胞浸润，考虑感染性病变（图 24-7）。

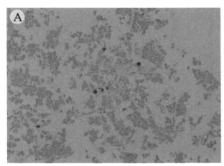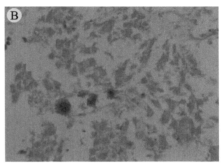

A. 术后病理可见病灶（HE 染色 ×100）；B. 病灶放大观（HE 染色 ×400）。

图 24-7　术后病理

　　病灶组织二代测序基因检测：牙龈卟啉单胞菌。

　　追问病史，患者既往有长期牙龈肿痛病史，未规律诊治，口腔 CT 提示牙髓炎性改变（图 24-8），查体可见多处牙菌斑、牙龈炎（图 24-9），与二代测序结果一致。

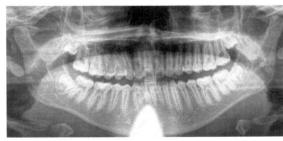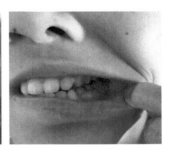

口腔 CT 见左下 3/4 牙髓腔形态不规则。

图 24-8 口腔 CT

牙齿多发牙菌斑，牙龈可见肿胀包块。

图 24-9　口腔检查

【随访】

　　术后 1 年，患者于外院复查头颅 MRI 见病灶未复发，视力较前明显好转，内分泌功能正常（图 24-10）。

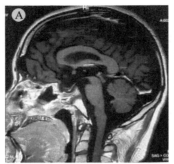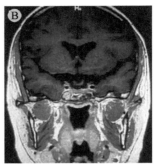

图 24-10　术后 1 年头颅 MRI

病例分析

　　垂体脓肿是一种罕见的垂体病变，占所有垂体病变的 0.2%～0.6%。自 Heslop 在 1848 年描述第一例病例以来，迄今为止仅有大约 300 例病例报告。该病通常没有特异性症状，影像学也多不表现典型的脓肿信号，70% 左右的病例不存在发热、脑膜炎、白细胞升高等感染症状，易误诊，很多病例是通过术后病理确诊的。该病可能危及生命，但大多病例均病程较长。

　　这种疾病的诊疗需注意以下几个方面。

　　（1）术前诊断：垂体脓肿分为原发性与继发性，原发性由鼻窦炎、血行播散及海绵窦血栓等引起，继发性多发生于合并其他占位如垂体腺瘤、Rathke 囊肿或术后感染。病原学诊断革兰氏阳性球菌占 50% 以上，约 40% 以上细菌培养为阴性。术前部分患者有发热、头痛、垂体功能低下等症状，但因为是以局部感染为主，化验中性粒细胞、C 反应蛋白及降钙素原多正常。本病罕见，术前易与垂体腺瘤卒中、Rathke 囊肿等混淆。MRI DWI 序列不一定出现典型的高信号。本例患者有发热病史，且既往有肺炎、心肌炎等其他感染病史，为诊断提供了线索。在临床工作中，我们应结合详细的病史及影像学资料进行综合判断。

笔记

（2）术中处理：随着神经内镜技术的发展，内镜经鼻蝶手术已成为大部分鞍区占位的首选术式，其具有微创、视角广等优势。鞍区感染性病变的处理需注意：①鞍底硬膜切开前须穿刺，以便明确内容物性状，穿刺前吸引器置于有利位置，周围使用棉条保护，避免脓液播散；②术中应特别注意鞍隔的保护，避免增加脑脊液漏及逆行性颅内感染的风险，遇到鞍隔与假膜粘连紧密的情况时，应避免过于激进的操作；③打开硬膜前，使用稀碘伏、过氧化氢、生理盐水等冲洗术腔很有必要。

（3）术后病原学诊断：常规培养法阳性率极低，使用血培养瓶法培养可以增加阳性检出率，但总体仍不高，与术前抗生素的应用及脓液本身系坏死物质有关。二代测序可很好地解决这一难题，本例通过二代测序结合病理检测，明确病原菌为牙龈卟啉单胞菌，该细菌多位于口腔牙龈，与阿尔茨海默病、脑脓肿等多种脑部疾病相关。本例患者存在口腔炎症，故病因考虑为口腔感染继发的鞍区脓肿。

总之，垂体脓肿是一种罕见病变，在遇到类似病例时，我们一定不能忽视这种诊断的可能性。做好充分准备，避免感染扩散，通常预后较好。

📋 病例点评

垂体脓肿是一种罕见的疾病，早期诊断困难，常被误诊为垂体腺瘤卒中，一旦术前没有做好充分的准备，便容易造成感染播散，严重时甚至导致颅内感染，危及生命。对于鞍区囊性占位，须警惕垂体脓肿的可能性，本病例术前即考虑垂体脓肿，并于术中做好了充分的准备，避免了脓液的播散，最大限度地减少了手术风险。

神经内镜技术是近年来快速发展的一项技术，可以利用深处照明及广角观察，消除传统手术中的"死角"，该病例使用神经内镜技术，充分显露双侧颈内动脉隆突，完整地切除病灶，并很好地保护了位于病灶前方的垂体，术后内分泌功能得以很快恢复，并使用鼻中隔黏膜瓣防止脑脊液漏，避免了并发症的发生，手术完成较好。

本病例的另外一大特点是，通过二代测序明确了病原学诊断，因为细菌培养阳性率较低，既往很大比例的垂体脓肿均找不到致病菌，本病例通过二代测序发现了牙龈卟啉单胞菌，并结合患者口腔表现，找到了疾病的源头，通过联合口腔科的处理，从根源上有效地避免了感染的复发，也对本病的诊断分析提供了新的思路，有借鉴意义，值得推广。

（冯恩山　首都医科大学附属北京地坛医院）

【参考文献】

1. CABUK B，CAKLILI M，ANIK I，et al. Primary pituitary abscess case series and a review of the literature. Neuro Endocrinol Lett，2019，40（2）：99-104.

2. AL SALMAN J M，AL AGHA R A M B，HELMY M. Pituitary abscess. BMJ Case Rep，2017，2017：bcr2016217912.

3. DOMINY S S，LYNCH C，ERMINI F，et al. Porphyromonas gingivalis in Alzheimer's disease brains：evidence for disease causation and treatment with small-molecule inhibitors. Sci Adv，2019，5（1）：eaau3333.

4. KICHENBRAND C，MARCHAL A，MOURARET A，et al. Brain abscesses and intracranial empyema due to dental pathogens：case series. Int J Surg Case Rep，2020，69：35-38.

（李培亮　整理）

病例 25
颈椎管腹侧布氏杆菌脓肿致急性截瘫的外科治疗

病历摘要

【基本信息】

患者男性，46岁，主因"双前臂疼痛5天，双下肢截瘫2天，呼吸减弱5小时"入院。

现病史：患者曾于25天前无明显诱因出现颈部及双肩部疼痛，就诊于当地医院，诊断"颈椎病"，未给予特殊诊治，未引起重视。患者于5天前再次出现双前臂疼痛，无走路不稳，无大小便失禁，无呼吸困难，无吞咽困难等表现。3天前上述症状加重，同时出现排尿困难，大便失禁。2天前晨起出现双下肢无法活动，就诊于当地医院行颈椎MRI提示$C_{5\sim6}$椎体后缘占位，不能排除脓肿或血肿，未给予特殊治疗，5小时前患者出现呼吸弱，血氧饱和度下降至70%，

笔记

当地医院给予紧急气管插管接呼吸机辅助通气，患者为求进一步诊治，就诊于我院，急诊以"颈椎管腹侧占位"收入我科。

流行病学史：患者生活在内蒙古呼伦贝尔市宝山镇宝山村，当地为牧区，邻居养羊，自诉自家未养牛羊。否认与传染病患者密切接触史。

既往史：平素健康状况良好，否认高血压、冠心病、糖尿病病史，否认其他传染病病史，否认发热病史，否认外伤病史，否认食物、药物过敏史。

【体格检查】

体温 36 ℃，脉搏 64 次 / 分，气管插管接呼吸机辅助通气 16 次 / 分（模式 SIMV，氧浓度 35%），血压 132/75 mmHg。神经系统查体：神志清楚，问答可应对，查体合作。眼球运动正常，双侧瞳孔等大等圆，直径 3 mm，对光反射灵敏，面纹对称，伸舌居中，运动正常。颈软无抵抗。心肺（－），双肺呼吸力弱，双肺散在湿啰音。四肢、关节被动活动未见异常，双上肢近端肌力 2 级，远端肌力 0 级，双下肢肌力 0 级，肌张力正常，双下肢无水肿。感觉减退平面位于乳头平面，胸 2 水平。双侧肱二、肱三头肌反射及腱反射、膝腱反射、跟腱反射正常引出，双侧病理征（－）。导尿管留置状态，大便失禁。

【辅助检查】

颈椎 MRI（2021 年 9 月 26 日，当地医院）：$C_{5\sim6}$ 椎体后方椎管内可见占位，脓肿？血肿？

【初步诊断】

颈椎管内腹侧占位（$C_{5\sim6}$ 水平）；硬膜外血肿？硬膜外脓肿？

【治疗经过】

患者急诊入院，呼吸功能减弱，血氧饱和度 70%，呼吸机辅助通气，急性截瘫，大小便失禁，辅助检查提示颈椎管内腹侧占位，患者病情危重，治疗方案分两步，同时进行。第一步：患者颈椎管占位明确，急诊行手术减压治疗。急诊完善常规抽血及检查后，于全身麻醉下行后正中入路椎管探查术＋椎管减压术＋植骨融合内固定术，术中进一步明确占位性质。第二步：根据术中情况，留取病理，同时完善感染相关指标及病原学检查内容，针对结果进行指导治疗。

手术过程如下：全身麻醉插管满意后，患者取俯卧位，上头架，常规消毒铺巾，取后正中直切口，长约 10 cm，切开皮肤、皮下及脂肪层，用手术单极电刀沿中线逐层切开，沿骨面分离椎旁肌肉，自动牵开器撑开固定，暴露 $C_{3\sim6}$ 棘突、椎板及侧块。用磨钻行 $C_{3\sim6}$ 侧块钻孔备用，超声骨刀卸除 $C_{3\sim6}$ 椎板，去除黄韧带，可见脊髓肿胀明显，硬膜压力高。于双侧 $C_{5\sim6}$、$C_{4\sim5}$ 神经根间隙，向内探查脊髓腹侧间隙，可见脊髓腹侧占位肉芽肿形成，神经钩探查肿物，可见黄色脓性分泌物流出，留取部分标本分别送病理和培养。显微镜下仔细分离肉芽组织，椎管腹侧充分减压，电生理监测提示左上肢波幅较术前明显提高，余电生理监测波幅较前无明显改变。$C_{3\sim6}$ 双侧侧块置入 3.5 mm × 14 mm 螺钉，双侧钉棒固定，双侧背外侧植骨，留置硬膜外引流管，逐层缝合切口，术闭。

术后病理回报：符合布氏杆菌感染。同时血液学检查结果：虎红平板凝集试验（＋），红细胞沉降率 44 mm/h，结核相关检查结果（－）。确定诊断：颈椎管内腹侧布氏杆菌脓肿（$C_{5\sim6}$ 水平）。

根据布氏杆菌脓肿诊疗原则确定联合、足量、足疗程应用抗生素，本病例采用多西环素、利福平、左氧氟沙星、注射用头孢曲松4种抗生素联合治疗。术后患者脱离呼吸机、拔除气管插管，效果良好。手术前后颈椎 MRI 见图 25-1。

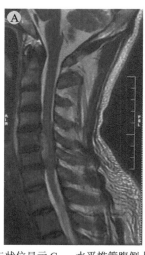
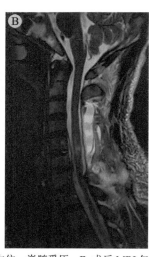

A. 术前 MRI 矢状位显示 $C_{5 \sim 6}$ 水平椎管腹侧占位，脊髓受压。B. 术后 MRI 矢状位显示 $C_{5 \sim 6}$ 水平椎管腹侧占位切除、背侧减压良好。

图 25-1　术前、术后颈椎 MRI

【随访】

术后 10 天：患者自主呼吸良好，双上肢近端肌力恢复至 4 级，远端肌力恢复至 2 级，双下肢肌力 2 级，导尿管留置，大便失禁。

术后 1 个月：患者完全自主呼吸，脱离氧气，双上肢近端肌力 5 级，远端肌力 3 级，双下肢近端肌力 3 级，远端肌力 2 级，导尿管留置，大便失禁较前无明显改变。

病例分析

1. 手术时机及手术方式选择

（1）手术时机：患者为中年男性，起病隐匿，病程急，25 天

笔记

前出现颈部及双前臂疼痛，未引起足够重视，后期病情进展急骤，5 天内相继出现截瘫、大小便失禁及呼吸功能衰竭，病情危重，经我院急诊分析病情后，首要任务是解除颈髓压迫，尽最大可能挽救脊髓功能，无论患者病因如何，解除脊髓压迫需争分夺秒，积极行急诊手术治疗。

（2）手术方式选择：本例患者颈椎管内占位位于椎管内腹侧，可以从前路采用部分切除两个椎体来彻底清除病灶，置入钛笼支撑椎体后钉板固定。但结合本例患者占位性质，考虑非实性占位，前路行椎体部分切除＋钛笼植骨内固定术，手术时间长、过程复杂；切除椎体后置入钛笼，脊柱稳定性较后路差，还存在手术后期融合效果不理想、椎体塌陷等问题。本例患者脊髓水肿明显，前路椎管减压效果较后路差，故对于本例患者在做好防护情况下，按传染性疾病手术原则在急诊全身麻醉下行后正中入路椎管探查术＋椎管减压术＋侧块螺钉背外侧植骨融合内固定术。术中、术后侧块螺钉位置见图 25-2。

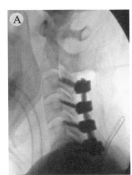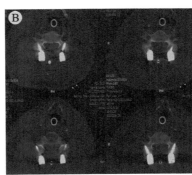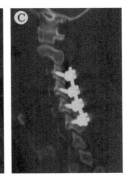

A. 术中 C 臂下螺钉位置；B. 术后 CT 提示椎管减压范围；C. 术后 CT 提示侧块螺钉位置。

图 25-2　术中、术后侧块螺钉位置

2. 布氏杆菌病及布氏杆菌性脊柱炎

布氏杆菌病是由布氏杆菌引起的人畜共患传染病，我国流行以羊种菌为主，主要通过体表黏膜接触进入人体，也有部分通过呼吸道及消化道传播进入人体，牧区生活、接触牛羊等家畜、从事皮毛加工、饮用未经消毒灭菌的乳品等对诊断有意义。该病最容易侵犯脊柱。布氏杆菌病临床主要症状为发热，典型病例为波状热，其次是多汗，以及肌肉和关节疼痛，疼痛多为全身性、肌肉性、游走性疼痛，同时存在疲劳、乏力等表现。布氏杆菌性脊柱炎（brucellosis spondylitis，BS）在布氏杆菌病中的发生率为 2% ～ 65%，是其感染椎间盘及椎体组织引起的化脓性炎症。发病节段以腰椎多见，其次为胸腰段，颈椎少见，本例患者颈椎腹侧少见。病理表现主要为椎间盘的炎性改变。其发生具有明显的地域特点，临床症状可表现为腰背部疼痛和发热。根据我国卫生部 2012 年印发的《布鲁氏菌病诊疗指南（试行）》的治疗标准，本例患者应用的治疗方案为：多西环素＋利福平＋左氧氟沙星＋注射用头孢曲松，疗程 4 周。布氏杆菌性脊柱炎手术治疗的目的是有效清除病灶、解除脊髓或神经根压迫、维持并重建脊柱稳定性、缓解疼痛等。布氏杆菌性脊柱炎手术入路根据部位不同入路不同，手术方法包括病灶清除植骨融合内固定术及病灶清除椎间植骨融合内固定术等。

病例点评

　　本例患者为中年男性，急性病程，颈椎 MRI 提示颈椎管腹侧占位，不能排除脓肿或硬膜外血肿，结合流行病学病史（患者生活在内蒙古呼伦贝尔市宝山镇，该地区属于养殖牛、羊等牧区），诊断应首先考虑颈椎管腹侧脓肿。患者病情短期内进展到截瘫、呼吸衰竭，病程进展迅速，十分凶险，应采取急诊手术，争分夺秒挽救脊髓功能。手术治疗技术要点有以下几个方面：第一，前路手术切除椎体后清除感染灶虽可直接完整清除病灶，但需要重建脊柱稳定性，植入物会直接接触感染灶，如感染未得到很好的控制，植入物可能是一个加重感染风险因素。第二，患者颈椎管内的炎症反应严重，颈髓水肿非常明显，椎管明显狭窄，需要颈椎管的充分减压。第三，结合病史，本病例病变性质考虑脓肿或者血肿，后正中入路后需扩大椎管开放范围，方便通过神经根间隙探查病灶，进行清理。第四，减压范围大，椎板去除多，后期存在脊柱稳定性差导致后凸畸形等可能，可行后路侧块螺钉固定联合背外侧植骨融合增强脊柱稳定性。本例患者治疗过程及时、合理，术后随访恢复良好，效果明显，治疗过程值得临床交流学习。

（贾文清　首都医科大学附属北京天坛医院）

【参考文献】

1. BAKKER N A，VEEGER N J，VERGEER R A，et al. Prognosis after spinal cord and cauda compression in spontaneous spinal epidural hematomas. Neurology，2015，84（18）：1894-1903.

2. 张文宏，张跃新 . 布鲁菌病诊疗专家共识 . 中华传染病杂志，2017，35（12）：705-710.

3. 中华人民共和国卫生部办公厅 . 卫生部办公厅关于印发布鲁氏菌病诊疗指南（试行）的通知：卫办医政发 [2012]117 号 .（2012-10-08）

4. 龚智标，刘通，朱涛 . 自发性脊髓硬膜外血肿的治疗策略和预后 . 中华神经外科杂志，2017，33（5）：484-489.

（陈世超　整理）

病例 26
类似病毒性脑炎的神经梅毒

病历摘要

【基本信息】

患者男性，31岁，主因"精神行为异常4个月，发作性意识丧失40天"入院。

现病史：患者4个月前出现精神行为异常，表现为脾气暴躁，胡言乱语，骂人、打人，伴记忆力减退、反应迟钝，当地医院诊断为"躁狂状态"，给予奥氮平、丙戊酸钠口服，症状部分缓解。50天前自行停药，精神行为异常逐渐加重。40天前出现意识丧失，头眼向左偏斜，四肢强直，持续3～4分钟，共发作2次，当地医院治疗后意识转清，不能回忆发作时情况。7天前发热，最高体温39.2℃，当地医院诊断为"病毒性脑炎"，给予阿昔洛韦静脉滴注。此后患者每天均出现意识丧失，每次持续 3 ～ 4 分钟，每天发作 5 ～ 6 次。

既往史：既往体健。

个人史：否认吸烟、饮酒史。否认冶游史。

【体格检查】

体温 36.5 ℃，脉搏 74 次 / 分，呼吸 18 次 / 分，血压 119/75 mmHg。心、肺、腹查体阴性。神经系统查体：近记忆力、计算力减退，定向力、理解判断力正常，余神经系统查体未见异常。

【辅助检查】

实验室检查：血清及脑脊液 TPPA、FTA-ABS-IgG（＋），血清 TRUST 1 ∶ 32，脑脊液 TRUST 1 ∶ 8。脑脊液：白细胞数 62 cells/μL，蛋白质 950 mg/L。血清及脑脊液自身免疫抗体均为（－）；脑脊液巨细胞病毒、EB 病毒、TORCH 等感染指标均为（－）。

影像学检查：头颅 MRI 提示右侧额叶内侧、岛叶、海马异常信号（治疗前图 26-1 A ～图 26-1F，治疗后图 26-1 G ～图 26-1L）。脑电图：全导可见大量弥漫低中幅 4 ～ 6 Hz θ 节律及 2 ～ 3.5 Hz δ 节律，右额极及前、中、后颞区可见尖波、尖慢波发放。蒙特利尔认知评估量表（montreal cognitive assessment，MOCA）评分 18 分。

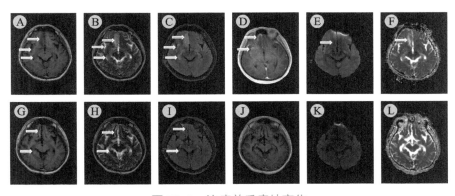

图 26-1　治疗前后病灶变化

【诊断及诊断依据】

诊断：神经梅毒；继发性癫痫。

定位诊断：患者表现为精神行为异常，查体记忆力、计算力减退，MOCA 评分 18 分，影像学提示右侧额叶内侧、岛叶、海马异常信号，定位于右侧额颞叶、海马；意识丧失伴肢体强直，脑电图可见尖波、尖慢波，定位于广泛大脑皮层。

定性诊断：患者为青年男性，急性起病，病程 4 个月，表现为精神行为异常、癫痫发作、发热，血清及脑脊液 TPPA、TRUST、FTA-ABS-IgG 均为阳性，脑脊液白细胞数、蛋白质均升高，故诊断为神经梅毒。

鉴别诊断：①病毒性脑炎：该病呈急性或亚急性起病，表现为发热、认知障碍，伴或不伴癫痫发作；脑脊液白细胞数、蛋白质水平增高，呈淋巴细胞炎性反应；脑电图多数异常。但本患者脑脊液 TPPA、TRUST、FTA-ABS-IgG 均为阳性，且经抗病毒治疗未见好转，为不支持点。②自身免疫性脑炎：该病通常为亚急性或慢性起病，以精神行为异常、癫痫发作和近记忆力障碍为主要症状，脑电图与神经影像学符合边缘系统受累，确诊常需检测到抗神经元抗体及排除肿瘤性疾病。本患者抗神经元抗体均阴性，肿瘤筛查未见异常，为不支持点。

【治疗经过】

2019 年 7 月 11 日—25 日给予患者注射用青霉素 400 万 U 每 4 小时 1 次静脉滴注治疗，治疗前口服醋酸泼尼松连续 3 天预防赫氏反应；以及口服丙戊酸钠缓释片及奥卡西平抗癫痫治疗。2019 年 7 月 25 日出院时予以苄星青霉素 240 万 U 肌内注射每周 1 次，连续 3 周。之后每半年驱梅治疗 1 次，共 4 疗程。

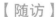

【随访】

门诊持续随访至 2022 年 8 月，患者无癫痫发作，认知功能好转，脑脊液转阴。

病例分析

本例患者为急性起病，精神行为异常、癫痫发作、发热，结合影像学检查，外院误诊为病毒性脑炎。患者血清及脑脊液 TPPA、TRUST、FTA-ABS-IgG 均为阳性，脑脊液白细胞数、蛋白质均升高，根据美国及我国疾病预防控制中心发布的神经梅毒诊断标准，可确诊。由于抗生素的广泛应用，神经梅毒的一些不典型表现陆续被报道，类似病毒性脑炎（viral encephalitis，VE）的神经梅毒很罕见，多是个案报道。本例患者不符合神经梅毒中麻痹性痴呆的类型，有文献提出，将其描述为梅毒性脑炎可能更为恰当。

梅毒性脑炎发病机制不详，考虑可能有两种病理生理机制：一种是苍白螺旋体增殖堵塞小血管，形成缺氧环境，并分解血管壁的黏多糖，导致血管闭塞、塌陷，进而导致颞叶及边缘系统（海马、基底节、丘脑）血流量下降；另一种是苍白螺旋体引起脑膜血管炎症，炎症引起边缘系统病变。因此，可能会出现与病变位置一致的症状及影像学改变。

梅毒性脑炎在临床表现上具有脑炎、脑膜炎的特征，如急性或亚急性起病，认知障碍为突出表现，伴或不伴癫痫发作；脑脊液白细胞数、蛋白质水平增高，呈淋巴细胞炎性反应；脑电图多数异常。临床易于误诊为 VE。本例患者是急性起病，有认知功能急剧减退、精神行为异常，伴癫痫发作、发热，脑脊液白细胞数、蛋白质增高，呈淋巴细胞炎性反应，与其他文献报道基本一致。本患者被误诊过 VE，需与 VE 及边缘叶脑炎（limbic encephalitis，LE）鉴别。其中 VE 起病可能更急，短时出现意识障碍，常伴有发热，确诊主要是通过对脑脊液中病毒 DNA 的 PCR 检测与宏基因组二代测序等方法。LE 与梅毒性脑炎起病形式、临床表现、脑电图均类似，主要鉴别点在于 LE 确诊常需要检测到抗神经元抗体及排除肿瘤性疾病。

影像学表现亦需与 VE 及 LE 鉴别。VE MRI 可见额颞叶受累，单侧或双侧不对称，多见脑回样强化，伴出血、弥散受限，可有全脑萎缩，"刀征"是较为特征性表现；神经梅毒这些表现少见。LE MRI 可见双侧边缘叶对称受累，也可见单侧受累。梅毒性脑炎病灶可类似于 VE 表现，有些病变呈斑片状或片状分布，同时经常累及多个脑叶，头颅 MRI 可以显示双侧或不对称颞叶内侧 T_2 加权像或 FLAIR 高信号，本例患者头颅 MRI 表现与文献报道相符。颞叶内侧信号变化的病因学仍不是很清楚，信号改变可能是由水肿和神经胶质增生共同引起的，或与血脑屏障通透性增加和小血管脑膜炎症反应有关，从而导致血管源性和细胞毒性水肿。病变初期梅毒微血管病变导致血管通透性改变，故早期可能以血管源性水肿为主。病变后期由于水肿及血管炎导致脑组织缺血缺氧，故而产生细胞毒性水肿。在此之前治疗是可逆、可代偿的，颞叶病变会缓解。进入慢性期后，出现神经胶质增生及微梗死，病变侧颞叶萎缩、侧脑室颞角扩大，治疗效果变差。晚期梅毒的病灶不可逆，颞叶萎缩（包括海马萎缩）提示预后不良。除边缘系统外，亦有额底、外侧颞叶等其他部位受累，表现为 T_2 加权像、FLAIR 高信号。

梅毒性脑炎患者尽早规范青霉素驱梅治疗效果较好，有些临床症状能够完全消失。若患者对青霉素过敏，可考虑采用头孢曲松静脉滴注或多西环素口服替代治疗。本例患者行规范青霉素治疗，疗效很好：精神行为异常及认知功能障碍有所恢复、癫痫无发作、影像学病灶消失、脑脊液转阴。治疗后每 6 个月需复查一次脑脊液，脑脊液异常可在 2 年后恢复，否则需要再次规范治疗。

病例点评

该病例属于经典的脑膜型神经梅毒病例，该型患者临床可出现脑膜、脑神经、脑实质损害症状，常在神经内科初诊，极易误诊为脑膜炎、自身免疫性脑炎。当遇到精神行为异常、认知功能减退、伴或不伴癫痫发作、影像学提示边缘系统病灶的患者时，一定要考虑到神经梅毒，能早期识别。该类患者如果能得到早期诊断、及时有效的治疗，就可以获得临床治愈。

（许东梅　首都医科大学附属北京地坛医院）

【参考文献】

1. SKALNA A，FOMINY V，IVASH R，et al. Neurosyphilis in the modern era：literature revirew and case series. J Clin Neurosci，2019，69：67-73.

2. ADRIAN B，MICHAEL S，JORGE G B. Neurosyphilis mimicking autoimmune encephalitis in a 52-year-old man.CMAJ，2017，189（29）：962-965.

3. 关鸿志 . 病毒性脑炎的诊治 . 中华神经科杂志，2022，55（7）：747-753.

4. 中华医学会神经病学分会 . 中国自身免疫性脑炎诊治专家共识（2022 年版）. 中华神经科杂志，2022，55（9）：931-949.

5. MARRA C M. Syphilis screening in neurology.JAMA Neurol，2016，73（8）：926-927.

（郑博文　整理）

笔记

病例 27
误诊为颅内肿瘤的梅毒树胶肿

【基本信息】

患者男性，67岁，主因"头晕、左下肢无力16天，加重伴左上肢无力11天"入院。

现病史：入院16天前患者无明显诱因出现头晕伴视物旋转，伴左下肢稍无力、步态不稳、走路向左侧偏斜，无恶心、呕吐，无耳鸣、听力下降，无视物成双。11天前患者出现左上肢持物不稳、左下肢无力加重至不能站起。就诊于当地医院，行头颅MRI提示右侧额叶占位伴水肿，考虑胶质瘤可能，予以甘露醇静脉滴注后头晕好转。10天前患者就诊于北京某医院，考虑为"胶质瘤可能，梅毒树胶肿不除外"，建议转入我院神经内科继续诊治。我院门诊以"颅内病变性质待查"收入我科。

既往史：高血压 20 余年，血压最高 180/110 mmHg，规律口服苯磺酸氨氯地平 5 mg 每日 1 次治疗，平时未监测血压。痛风 10 余年，间断口服药物治疗（具体不详）。7 年前发现血清梅毒抗体阳性，滴度不详，未治疗。

个人史：吸烟 30 余年，每日 1 包，戒烟 3 年。饮酒 30 余年，每月 1～2 次，每次 100 mL 白酒，戒酒 3 年。

【体格检查】

体温 36.9 ℃，脉搏 74 次 / 分，呼吸 16 次 / 分，血压 138/74 mmHg。神经系统查体：神志清楚，情绪激动，记忆力、计算力及理解力下降，双侧瞳孔等大等圆，直径 3.0 mm，直接、间接对光反射灵敏，双眼眼动充分、未见眼震，双侧额纹、面纹对称，伸舌居中。左侧肢体肌力 4 级，右侧肢体肌力 5 级，四肢肌张力正常，未见肌萎缩，双侧指鼻试验及跟膝胫试验稳准，未见不自主运动。四肢针刺觉及音叉震动觉对称。左下肢膝腱反射稍活跃，双侧 Babinski 征、Pussep 征及 Rossolimo 征阳性，脑膜刺激征阴性。心、肺、腹查体未见特殊异常，双下肢不肿。

【辅助检查】

血清 TPPA 阳性，TRUST 阳性（1 ∶ 2）。腰椎穿刺：压力 100 mmH$_2$O。脑脊液 TPPA 阳性，TRUST 阳性（1 ∶ 1），白细胞 17 cells/μL，其中单核细胞 65%，蛋白质 187 mg/dL。血清、脑脊液 FTA-ABS-IgG 均为阳性反应，FTA-ABS-IgM 均为阴性反应。血清 HIV 抗体阴性。头颅增强 MRI：右侧额叶片状 T$_1$ 低信号，T$_2$、FLAIR、ADC 高信号，DWI 混杂信号，病灶周围可见水肿，T$_1$ 增强扫描可见不规则环形强化，病灶与脑膜关系密切（图 27-1）。

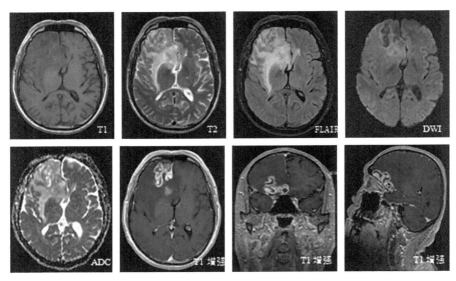

图 27-1   头颅 MRI

【诊断及诊断依据】

诊断：神经梅毒；颅内梅毒树胶肿；高血压 3 级（极高危）；痛风。

诊断依据：患者为老年男性，急性起病，主要表现为头晕伴视物旋转、左侧肢体无力，查体主要为高级皮层受损及右侧皮质脊髓束受损体征，头颅 MRI 可见右侧额叶片状异常信号伴水肿，考虑为责任病灶。患者存在未经治疗的梅毒病史 7 年，化验血、脑脊液 TRUST 均为阳性，考虑患者存在神经梅毒。结合患者头颅 MRI 主要表现为 T_1 低信号，T_2、FLAIR、ADC 高信号，DWI 混杂信号，增强扫描可见不规则环形强化，病灶紧贴脑膜，考虑为梅毒树胶肿。

鉴别诊断：本例患者表现为颅内单发的占位性病变，病灶中心有坏死、周围大面积水肿、增强扫描可见不规则环形强化，需要与胶质瘤、淋巴瘤、脑膜瘤、脑脓肿、其他炎性肉芽肿相鉴别。①胶质瘤：病灶多起源于白质，部分患者也可累及大脑皮质。病灶呈边界模糊的类圆形或不规则形，少部分病灶内可见点状、片状出血。

不同级别胶质瘤其强化表现不一，但少见环形强化，多为不均匀强化，且病灶与脑膜无明显关联。②中枢神经系统淋巴瘤：多见于免疫缺陷患者，也可见于免疫功能正常者，90% 病灶位于幕上，额顶叶最常见，常累及深部灰质核团，病变可呈簇状生长于脑室周围及灰 / 白质联合区，典型影像表现为基底节区及脑室周围白质可见明显强化的病变。本例患者 HIV 抗体筛查阴性，病变绕开基底节区，故不支持。③恶性脑膜瘤：好发于矢状窦旁和大脑凸面，病变形态不规则或呈分叶状，边界模糊，与脑实质分界不清，瘤内可有出血、坏死及囊变，其平扫 MRI 信号多不均匀，增强 MRI 可见不均匀强化，可有脑膜尾征、瘤周水肿、颅骨侵蚀，与本例患者影像表现不符。④脑脓肿：多具有急性感染症状、颅内压增高和脑局灶性定位体征。其脓肿在不同的发展阶段影像表现各异，典型表现是出现明显强化、厚薄均匀的环壁，DWI 呈显著高信号。本例患者既往无前驱感染史，影像表现亦不符。⑤颅内结核肉芽肿：感染几乎均由结核分枝杆菌血型播散而来，因此多有颅外结核病史，病灶内可有钙化。本例患者无结核病史，且胸部 CT 未见肺结核表现，患者脑脊液也不支持结核感染的特点，故不支持。

【治疗经过】

给予青霉素 400 万 U 每 4 小时 1 次，连续静脉滴注 2 周；继以苄星青霉素 240 万 U 每周 1 次，连续肌内注射 3 周。患者在静脉滴注青霉素治疗的第 2 天，头晕、肢体无力即好转，静脉滴注青霉素 2 周时复查头颅 CT 可见病灶周围水肿缩小、中线移位好转（图 27-2）。

【随访】

驱梅治疗后随访半年，患者未再出现头晕、头痛、肢体无力，提示驱梅治疗有效。

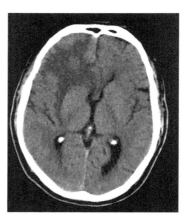

右侧额叶不规则结节，周围片状水肿带较前减轻，中线移位较前好转。

图 27-2　治疗 2 周时头颅 CT

病例分析

颅内梅毒树胶肿是一种罕见的疾病，在颅内占位性疾病中，颅内梅毒树胶肿的发生率仅为 0.1% ～ 0.5%，大多发生在早期神经梅毒阶段，也可作为晚期神经梅毒的伴发疾病。颅内树胶肿是梅毒螺旋体在脑膜的动脉或者动脉周围组织引起的局限性炎症反应，从而形成肉芽肿性改变。树胶肿可影响人体任何器官，除了中枢神经系统，肺、肝、脾树胶肿在文献中均有过报道。

树胶肿的病理表现中央是干酪样坏死，周围环绕着大量淋巴细胞和浆细胞，偶可见多形核淋巴细胞。树胶肿中可伴有多核巨细胞和成纤维细胞增生及胶原蛋白生成。在树胶肿病灶中可见到微小血管增生、内膜增厚及血管周围炎性浸润，这也是区分树胶肿与结核肉芽肿的特征性表现。使用聚合酶链反应、单克隆抗体染色及特殊的螺旋体染色技术，在 13.3% 的树胶肿中可发现梅毒螺旋体的存在。

颅内树胶肿好发年龄为 18 ～ 64 岁，男性多见，主要临床表现为头痛、癫痫发作、偏瘫、人格改变、共济失调、视野缺损、复视、视盘水肿、呕吐，部分患者可伴有脑神经受累、感觉异常和失语。本例患者表现为头晕及轻偏瘫，伴有高级皮层功能下降。尽管患者存在中线移位及病灶周围大片水肿，但颅内占位效应导致的头痛和呕吐等症状并不明显，可能与疾病进展过程中患者对颅高压的逐渐耐受有关。

关于颅内梅毒树胶肿的形成，目前的假说认为是梅毒性软脑膜炎症通过软脑膜或者进入皮层下灰质的小血管直接蔓延到邻近的脑组织，由于凸面脑组织与软脑膜广泛接触，因此脑的凸面是树胶肿最常见的受累部位，以额叶最多见，其次是中央沟附近，树胶肿毗邻的硬脑膜常表现为炎症和增厚。树胶肿病灶在颅内可单发，也可多发，其 MRI 多表现为 T_1 低信号、T_2 高信号并伴有邻近组织水肿；少部分病例表现为 T_1 等信号、T_2 等或低信号；病灶在 T_1 增强序列多表现为不规则环形强化或结节状强化，病灶中央可见代表坏死组织的低信号区域。而这样的影像特征在颅内肿瘤中也多见，因此树胶肿极易被误认为肿瘤而进行手术。由于树胶肿通常从脑膜发展而来，因此病灶周围的脑膜增强、增厚及脑膜尾征有助于区分树胶肿和肿瘤。

70% 的树胶肿患者在驱梅治疗后症状可缓解，90% 的患者影像学异常可好转。因此对于梅毒树胶肿的及时、正确诊断可明显改善患者预后。本例患者曾被外院误诊为颅内肿瘤，在我院就诊后，结合患者梅毒感染史、脑脊液 TRUST 阳性及影像学表现，考虑患者为颅内树胶肿，给予驱梅治疗后患者症状、影像学表现均好转，随访病情稳定无复发。

笔记

病例点评

本例患者既往存在未经治疗的梅毒病史，此次突发局灶性神经功能缺损，头颅 MRI 可见额叶结节状病灶伴大片水肿，结合患者血清及脑脊液 TRUST 均为阳性，不难诊断神经梅毒，结合患者典型的影像表现，可顺利诊断出颅内树胶肿。但树胶肿也可发生在经过治疗的梅毒患者中，甚至血清及脑脊液 TRUST 阴性的患者中。而要对血清及脑脊液 TRUST、RPR 或 VDRL 阴性的梅毒患者诊断出神经梅毒，对临床医生是一种巨大的挑战。本例患者在驱梅治疗后，效果良好，临床医生需要加大对本病的识别能力，使患者得到及时、正确的诊疗，改善预后。

（许东梅 首都医科大学附属北京地坛医院）

【参考文献】

1. FARGEN K M，ALVERNIA J E，LIN C S，et al. Cerebral syphilitic gummata：a case presentation and analysis of 156 reported cases . Neurosurgery，2009，64（3）：568-575.

2. SHEN S，YANG R，WANG L，et al. Multiple intracranial and spinal cord syphilitic gummas in a human immunodeficiency virus-negative man with untreated syphilis：a case report. Medicine（Baltimore），2019，98（36）：e16887.

3. SASAKI R，TANAKA N，OKAZAKI T，et al. Multiple cerebral syphilitic gummas mimicking brain tumor in a non-HIV-infected patient：a case report. J Infect Chemother，2019，25（3）：208-211.

（寇程 师璐 整理）

病例 28
神经梅毒脑膜血管型

【基本信息】

患者男性，35岁，主因"发作性头晕，右侧肢体无力6月余"入院。

现病史：患者入院前6个月无明显诱因突发头晕、右侧肢体无力，表现为右侧肢体不能抗重力，抬举后随即下落，持续3～5分钟，完全缓解。入院前2月余患者症状再次发作，性质同前，此后间断发作，共六七次，具体日期不详，持续三五分钟后完全缓解。3周余前于山东某医院行头颅MRI发现基底动脉夹层样改变；行脑血管造影提示基底动脉夹层样改变；血清梅毒阳性。2周余前于山东另一医院住院治疗，给予阿司匹林0.1 g每日1次，氯吡格雷75 mg每日1次，瑞舒伐他汀10 mg每晚1次，活血化瘀、改善循环及对症支持治疗。11 天前青霉素皮试阳性，给予多西环素 0.1 g 每日 2 次口服。入院前 3 天再次发作头晕、右上肢麻木，不伴肢体无力，持续 1 ～ 2 分钟后完全缓解。

既往史：十余年前曾有外生殖器流脓，尿失禁，自服消炎药物后缓解。否认口腔、生殖器溃疡，否认耳鸣、血管杂音。1 个月前后脑磕伤，缝 3 针，破伤风针过敏。否认输血史。

个人史：有吸烟史，吸烟 10 余年，每日 20 支，未戒烟；有饮酒史，饮酒 5 余年，每日 250 mL 白酒，近半个月未饮酒。

家族史：父亲已故，72 岁死于冠心病，母亲健在。配偶梅毒抗体阴性。

【体格检查】

血压 131/77 mmHg。神经系统查体：神清语利，双侧瞳孔直径左：右为 3 mm ∶ 2.5 mm，左侧对光反射迟钝，右下肢音叉震动觉缩短，双侧腱反射对称引出，双下肢可见不持续短暂踝阵挛，双侧掌颌反射阳性，Rossolimo 征阳性。颈部血管听诊未闻及血管杂音。其余神经系统查体阴性。

【辅助检查】

入院前检查

血液化验（2020 年 12 月，山东某医院）：血清梅毒螺旋体抗体检测（＋），TPPA（＋），TRUST（＋），滴度 1 ∶ 16。血液化验（2020 年 12 月，山东另一医院）：梅毒抗体（＋），TRUST（1 ∶ 8）。免疫筛查（2020 年 12 月，山东另一医院）：抗核抗体（＋），抗核抗体主要核型 1 ∶ 100，核颗粒型（＋），抗 SSA 抗体（＋），抗 Ro-52 抗体（＋），抗 PM-Sc1 抗体（＋＋），抗着丝点抗体（＋），抗 PCNA 抗体（＋），免疫球蛋白 E 443 IU/mL 个。

高分辨率 MRI（2020 年 12 月 22 日，山东另一医院）：①基底动脉异常信号，考虑动脉夹层，右侧颈内动脉 C1 段、双侧大脑中动脉 M1 段、双侧大脑后动脉 P1 ～ P2 段管壁增强伴异常强化，结合病史考虑血管炎可能性大；②右侧大脑中动脉 M1 段管腔局限性突起，考虑动脉瘤，右侧颈内动脉 C3 段异常信号，不排除伪影所致；③考虑双侧椎动脉 V4 段、左侧颈内动脉 C1 段、左侧大脑中动脉 M2 段易损斑块，左侧基底节、左侧脑室旁异常强化灶，结合病史不排除炎性肉芽肿性病变；④考虑左侧放射冠区静脉畸形可能性大。

全脑血管造影（2020 年 12 月 18 日，山东某医院）：基底动脉夹层样改变（图 28-1）。

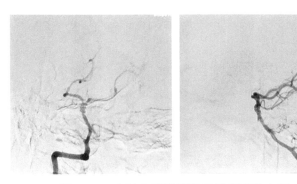

图 28-1   全脑血管造影显示基底动脉夹层

头颅 MRI+MRA（2020 年 12 月，山东某医院）：脑实质未见明显异常，基底动脉夹层样改变。

入院后检查（2021 年 1 月）

血液化验：FTA-ABS-IgG（＋），FTA-ABS-IgM（－），TRUST（＋）1 ：8，TPPA（＋）。肝功能 Ⅱ：ALT 92.0 U/L，AST 46.8 U/L，TP 62.9 g/L，ALP 35.3 U/L，余未见异常。套氏系列：RV-IgG 176.20 U/L，CMV-IgG 343.80 U/L，HSV-IgG 15.00 U/L。ESR：4.0 mm/h。自身免疫性肝病抗体：均为阴性。抗心磷脂抗体（＋）。脑脊液化验：

TRUST（+）1 : 2，TPPA（+）。脑脊液墨汁染色、抗酸染色、涂片：未见异常。脑脊液常规检查：无色透明，总细胞 32 cells/μL，白细胞 32 cells/μL，升高；UCFP 72.0 mg/dL，余未见异常。数字视频脑电图检查：监测期间未见临床发作；正常范围脑电图；双侧颈动脉、椎动脉、锁骨下动脉超声未见明显异常。肾血流：双侧肾动脉未见明显狭窄。冠状动脉 CTA：未见明显异常。TCD：左侧大脑前动脉血流速度增快，左侧颈内动脉虹吸部血流速度增快。头颅 MRI 增强（图 28-2）：左侧基底节区软化灶，性质待定，建议结合临床；左侧放射冠区线状强化，血管畸形？

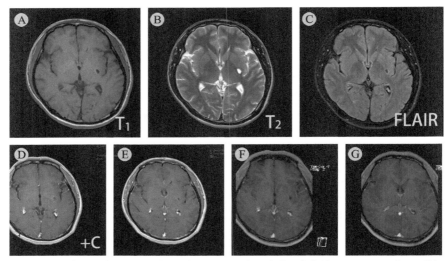

A ～ E. 2021 年 1 月头颅 MRI 平扫＋增强，可见左侧基底节区软化灶；F、G. 2021 年 11 月复查头颅 MRI 增强。

图 28–2 头颅 MRI

【诊断及诊断依据】

诊断：神经梅毒（脑膜血管型）；基底动脉夹层；右侧大脑中动脉动脉瘤。

定位诊断：患者双侧瞳孔不等大，左侧对光反射消失，考虑为阿罗瞳孔，定位于中脑背侧。发作性右侧肢体无力，定位于左侧皮质脊髓束。双下肢可见不持续短暂踝阵挛，双侧掌颌反射阳性、Rossolimo 征阳性，考虑上运动神经元损害，定位于双侧皮质脊髓束。患者为发作性头晕，定位于前庭、小脑及其联系纤维。结合患者血管造影提示基底动脉夹层，左侧基底节区软化灶，定位于基底动脉、左侧大脑中动脉。

定性诊断：患者为青年男性，脑脊液化验提示 TRUST(＋)1：2，白细胞 32 cells/μL，蛋白质 > 45 mg/dL，存在发作性神经系统缺损症状，诊断神经梅毒明确。患者外院高分辨率 MRI 提示颅内多发动脉管壁增强伴异常强化，基底动脉夹层，经过规范驱梅治疗后症状消失，夹层较前好转，分型为神经梅毒脑膜血管型。

【治疗经过】

住院期间因反复青霉素皮试阳性给予头孢曲松 2 g 每日 1 次，共 14 天驱梅治疗。入院第 13 天傍晚出现一过性右上肢麻木无力、不能抬举，持续 1 分钟自行缓解。

出院后继续阿司匹林 100 mg 联合氯吡格雷 75 mg 每日 1 次、阿托伐他汀钙 20 mg 每晚 1 次口服 2 个月，多西环素 0.1 g 每日 2 次口服 1 个月治疗，因转氨酶升高停用阿托伐他汀钙。出院后 4 个月仍有右侧肢体麻木无力发作，持续 2 ~ 3 分钟完全缓解，平均间隔 20 余天。

出院后 4 个月再次入院，入院前 10 天因工作劳累症状发作 2 次。入院后给予青霉素 400 万 U 每 4 小时 1 次静脉滴注驱梅 2 周、阿司匹林抗血小板、匹伐他汀降脂治疗。复查腰椎穿刺脑脊液常规：总细胞 10 cells/μL，白细胞 5 cells/μL；UCFP 51.0 mg/dL，余未见异常；FTA-ABS-IgG（＋），FTA-ABS-IgM（－）。血液化验：TRUST（＋）1：16，TPPA（＋）。住院期间症状发作 1 次，性质同前，持续两三分钟完全缓解。头颈 CTA-B：左侧基底节区软化灶形成；左侧放射冠异常线样强

笔记

化影，考虑血管畸形可能性大；基底动脉夹层较前改善（图 28-3）。

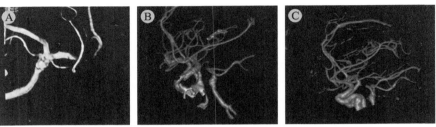

A. 2020 年 12 月外院 DSA 3D 图像；B. 2021 年 5 月 CTA；C. 2021 年 11 月 CTA。

图 28-3 基底动脉夹层变化

出院后肌内注射苄星青霉素 240 万 U 每周 1 次，共 3 周，继续口服阿司匹林抗血小板、匹伐他汀降脂。

首次出院 9 个月后第 3 次入院驱梅，入院前 3 个月内无症状发作。已停用阿司匹林及他汀类药物。复查腰椎穿刺，回报脑脊液常规外观透明，白细胞 5 cells/μL；UCFP 42.5 mg/dL；TPPA（+），TRUST 阴性。复查头颅 MRI 增强见基底动脉夹层好转（图 28-4）。

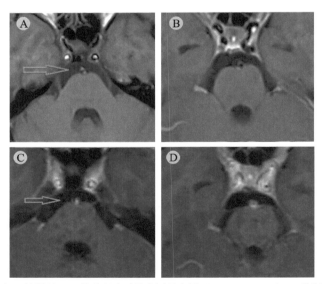

A、B. 2021 年 1 月增强 MRI 轴位基底动脉夹层所在层面；C、D. 2021 年 11 月复查增强 MRI 对应层面。可观察到基底动脉夹层好转。

图 28-4 增强 MRI 轴位基底动脉变化

【随访】

患者第 3 次出院后至今（10 个月）未再出现症状发作。

病例分析

该患者为青年卒中患者，病程中存在多次刻板的缺血发作症状，脑梗死诊断明确，TOAST 分型为其他原因，病因考虑神经梅毒感染。

病因鉴别：①大动脉粥样硬化性：患者存在吸烟、饮酒史，但年轻、无家族病史，增强 MRI 见多发颅内动脉血管壁增强，未见动脉粥样硬化表现，不支持。②患者存在多个免疫相关抗体阳性，故需警惕风湿性、结缔组织疾病。但经反复追问，患者否认既往有眼干、口干、口腔溃疡、皮疹、蛋白尿、关节肿痛等表现，ESR 不高，单纯免疫指标阳性无特定临床意义，证据不足。③系统性血管炎：多累及全身多处血管，该患者冠状动脉 CTA 未见异常，肾动脉、颈部动脉均未见相应受损表现，不支持。

该患者经驱梅治疗后脑脊液 TRUST 转阴，白细胞下降，蛋白质降至正常范围，临床症状完全缓解，影像学动脉夹层改善，治疗效果良好，进一步支持了神经梅毒引起的血管炎诊断。

脑膜血管梅毒血管炎分为两类：中动脉、大动脉闭塞性动脉炎（即 Heubner 动脉炎）和影响小动脉的 Nissl-Alzheimer 动脉炎。大多数情况下，前循环比后循环更容易受到影响。临床表现与动脉粥样硬化血栓形成引起的短暂性脑缺血发作和脑卒中难以鉴别，容易引起误诊。大动脉滋养管的闭塞性动脉内膜炎也可导致神经梅毒动脉瘤形成。

梅毒性血管炎在头颅 CTA 或 MRA 上显示为受累血管范围较短

的节段性狭窄，DSA 呈局部血管不规则狭窄、动脉节段性扩张或腊肠样改变、小动脉瘤等。高分辨率 MRI 凭借高空间分辨率和信噪比可以将血管壁病变可视化展现，对于血管炎诊断有良好的临床应用价值。

在驱梅治疗的同时给予了该患者抗血小板及降脂治疗，但目前对于梅毒引起的缺血性卒中没有明确的推荐和专家意见。曾有个案报道 1 例青年男性进展性缺血性卒中，在青霉素驱梅治疗的同时给予了氯吡格雷、阿托伐他汀、改善循环等常规标准治疗，该研究认为疾病进展迅速时难以用单一疗程的青霉素控制。

病例点评

该病例属于罕见病。脑膜血管型神经梅毒以节段性血管狭窄多见，动脉夹层、炎性动脉瘤少见，动脉夹层、炎性动脉瘤同时出现在一位患者影像上，实属罕见。经过正规治疗，其临床症状完全缓解，至今未再复发。该病例提示我们，对于青年卒中患者，需要对病因做全面的考量分析；对于脑膜血管型神经梅毒，如果能做到早发现、早诊断、早治疗，可以获得临床治愈。

（许东梅　首都医科大学附属北京地坛医院）

【参考文献】

1. CAROD ARTAL F J. Clinical management of infectious cerebral vasculitides. Expert Rev Neurother，2016，16（2）：205-221.

2. KAYYALI M N, MOMII A, XIAO J, et al. The clinical utility of high-resolution vessel wall imaging in screening for meningovascular neurosyphilis. Neurohospitalist,

2022，12（1）：63-66.

3. SHI M，ZHOU Y，LI Y，et al. Young male with syphilitic cerebral arteritis presents with signs of acute progressive stroke：a case report. Medicine（Baltimore），2019，98（48）：e18147.

（丁杜宇　整理）

病例 29
神经梅毒脊髓痨合并夏科关节病

【基本信息】

患者男性，62岁，主因"血清梅毒抗体阳性7年，膝关节肿胀6年余"入院。

现病史：患者入院前7年洗牙时常规检查发现血清梅毒抗体阳性，滴度为1∶8，外院给予"四环素、多西环素"口服治疗2～3个月，复查血清梅毒滴度为1∶2，此后定期复查血清梅毒滴度无变化。6年前无明显诱因出现左膝关节肿胀，逐渐加重，无明显活动受限，无关节红、热、痛，无步态不稳，无走路踩棉花感，无闪电样疼痛。曾就诊我院骨科，诊断双膝重度骨关节炎，予以金天格、尪痹胶囊、洛芬待因口服和氟比洛芬外用止痛治疗，无明显好转。患者膝关节肿胀进行性加重，为进一步诊治收入神经内科。

既往史：高血压病史 10 年，血压最高 150/100 mmHg，口服酒石酸美托洛尔 25 mg，每日 2 次，平时血压 130/80 mmHg。

个人史：生于北京，当地长大，大专文化，退休，已婚已育。

【体格检查】

体温 36.6 ℃，脉搏 70 次 / 分，呼吸 18 次 / 分，血压 130/80 mmHg。神经系统查体：神志清楚，言语流利。双侧瞳孔等大等圆，对光反射灵敏，双侧额纹、面纹对称，伸舌居中。四肢肌力 5 级，肌张力正常，双上肢腱反射 ++，双下肢膝腱反射、跟腱反射未引出。双侧针刺觉未见明显异常，双髋以下音叉震动觉减退，右侧为著。关节位置觉未见明显异常。双侧指鼻试验、快速轮替动作正常，双侧跟膝胫试验欠稳准。双侧病理征阴性。闭目难立征阳性。双膝关节可见肿胀变形，双膝关节活动时可闻及关节摩擦音，右侧浮髌试验阳性。

【辅助检查】

脑脊液化验：TRUST 阴性，TPPA 阳性。FTA-ABS-IgG 阳性，FTA-ABS-IgM 阴性，白细胞 3 cells/μL，蛋白质 27.6 mg/dL。血液化验：FTA-ABS-IgG 阳性，FTA-ABS-IgM 阴性，抗心磷脂抗体阳性，TRUST 为 1 : 2，TPPA 阳性。生化全项：CK-MB 25.3 U/L，HDL-C 0.98 mmol/L，LDL-C 3.89 mmol/L，ApoA1 1.06 g/L，K^+ 3.44 mmol/L，UREA 2.88 mmol/L，URCA 431.0 μmol/L，GLU 7.36 mmol/L，TCO_2 20.8 mmol/L。体感诱发电位：双上肢深感觉传导通路未见明显异常，双下肢外周段深感觉传导通路障碍、中枢段待除外。双膝关节周围软组织彩超：双侧膝关节周围积液。头颅 MRI 平扫：灶性脑白质脱髓鞘改变。双侧额顶颞叶硬膜下积液，双侧筛窦炎，右下鼻甲黏膜增厚。膝关节 MRI：右膝多发软骨缺如，骨端骨质吸收，弥漫骨髓水肿，并

笔记

关节囊肿胀、滑膜炎、关节积液、腘窝囊肿、周围软组织肿胀，梅毒性夏科关节炎待排，请结合临床；右膝关节前交叉韧带、内侧副韧带损伤；右膝关节内侧半月板缺如、外侧半月板变性（图 29-1）。

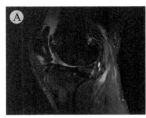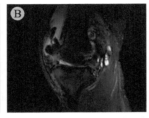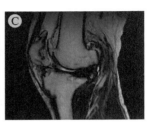

膝关节间隙变窄，周围骨赘形成。

图 29-1　膝关节 MRI

取关节腔积液行细胞学病理检查可见黏液背景下有少量炎细胞，增生的滑膜细胞和纤维素渗出，未见明确肿瘤细胞（图 29-2）。

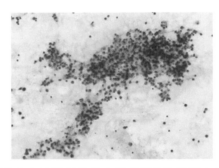

图 29-2　脊髓痨合并夏科关节病患者关节腔积液细胞学病理检查

【诊断及诊断依据】

诊断：神经梅毒（脊髓痨）；夏科关节病；高血压 2 级（高危）；高脂血症；低钾血症。

诊断依据：患者血清梅毒螺旋体特异性抗体和 TRUST 阳性。脑脊液梅毒螺旋体特异性抗体阳性，神经梅毒诊断成立。患者查体可见双下肢膝腱反射、跟腱反射未引出，定位于下肢周围神经；双髋以下音叉震动觉减退，右侧为著，双侧跟膝胫试验欠稳准，双下肢外周段深感觉传导通路障碍、中枢段待除外，定位于后索。双膝关节肿胀变形，膝关节 MRI 可见膝关节病损，定位于双膝关节。患者存在后索和周围神经损害，结合梅毒感染多年，脊髓痨诊断明确。膝关节无痛性肿大，膝关节 MRI 可见软骨缺损、关节囊肿胀、滑膜炎、关节积液、腘窝囊肿、周围软组织肿胀和半月板缺如撕裂等，考虑为夏科关节病。

【治疗经过】

病因治疗：对患者及其家属进行宣教；避免梅毒再次感染。给予注射用青霉素 400 万 U，每 4 小时 1 次，连续 14 天静脉滴注治疗，并给予甲钴胺、维生素 B_1 等营养神经治疗。

并发症治疗：患者双膝关节肿胀，给予超声引导下皮下组织穿刺引流术，左侧膝关节引流淡黄色液体 300 mL，右侧膝关节引流淡红色液体 700 mL。术后患者膝关节周围软组织肿胀有减轻，但随访 2 周时测量膝盖上下的周长没有变短，提示膝关节周围软组织肿胀无好转。

【随访】

该患者夏科关节病膝关节病变呈逐渐进展趋势。2020 年复查膝关节 MRI，对比 2019 年，大部分病变较前明显进展（图 29-3）。

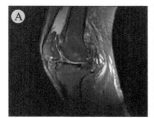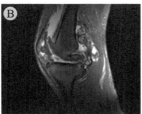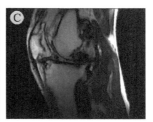

双侧半月板损伤，膝关节积液，半脱位，关节腔多发游离体。关节软骨变薄或全层缺损，膝关节滑膜增厚，关节腔、髌上囊积液。

图 29-3　膝关节 MRI 1 年后变化

病例分析

　　患者血清 TPPA 和 TRUST 阳性，梅毒诊断明确；但是该患者脑脊液 TRUST 阴性，脑脊液蛋白和白细胞正常，不符合神经梅毒的诊断，这给诊断带来了很大挑战。该患者没有神经系统症状，主要表现为双膝关节无痛性肿胀，常常忽略神经梅毒诊断。2020 年新版梅毒、淋病和生殖道沙眼衣原体感染诊疗指南指出，极少数晚期梅毒非梅毒螺旋体血清学试验可呈阴性。该患者虽然无神经系统症状，但是查体存在双髋以下音叉震动觉减退，双下肢跟膝胫试验不稳，提示存在后索损伤。神经梅毒的诊断依赖血清学、脑脊液（脑脊液细胞计数或蛋白质水平、TRUST）、神经症状和体征的综合分析。该患者脑脊液 TRUST 阴性，蛋白细胞正常，考虑可能与患者梅毒感染时间长有关。

　　夏科关节病病变初期表现以骨质增生为主，后期可能以破骨和溶骨为主，表现为关节软骨变薄、缺损和游离骨形成。影像学的表现在一定程度上体现了该病的过程。患者接受了超声引导下皮下组织穿刺引流术。引流术后当天周围软组织肿胀减轻，但是 2 周后我们复查超声显示还是存在积液，而且周围组织仍肿胀，相比于引流术前无明显变化。考虑这种治疗无效的原因可能是这种引流只是对症姑息性治疗，并没有从病因治疗该疾病。该疾病因为神经失去营养支持，导致位置觉减弱或消失，关节、韧带、半月板等组织持续磨损破坏，造成膝关节慢性炎症反应，加上梅毒螺旋体感染，引起膝关节积液产生增多。关于脊髓痨夏科关节病的外科治疗方法一直存在争议，有学者提出关节固定术是首选的治疗策略，不建议关节置换术，因为关节置换术会增加并发症发生风险，而且此病的病因是关节失去有效神经支配、营养差、骨质结构不良，易造成植入物松动。关节固定术是为保留肢体而选择的外科治疗方法。夏科关节病的关节固定术可能由于多种原因失败，包括固定不当、持续感染和关节病所处的阶段。当关节不稳定和破坏明显时，建议进行关节固定术。外科治疗方法时机的选择很重要，手术时机与疾病病程有关，而疾病病程的评估主要是通过放射学确定的。

病例点评

本病例的临床意义在于对夏科关节病的早期识别，避免二次关节损伤。该患者双膝关节肿胀长达 6 年，一直坚持在北京各大三甲医院就诊，多次就诊于骨科和皮肤科，未得到正确诊断，运动锻炼加重了关节进一步损伤。本病例提示我们，对于血清梅毒学阳性、双膝关节无痛性肿胀的患者，应考虑到脊髓痨、夏科关节病的诊断。

（许东梅　首都医科大学附属北京地坛医院）

【参考文献】

1. WORKOWSKI K A，BACHMANN L H，CHAN P A，et al. Sexually transmitted infections treatment guidelines，2021.MMWR Recomm Rep，2021，70（4）：1-187.

2. 中国疾病预防控制中心性病控制中心，中华医学会皮肤性病学分会性病学组，中国医师协会皮肤科医师分会性病亚专业委员会 . 梅毒、淋病和生殖道沙眼衣原体感染诊疗指南（2020 年）. 中华皮肤科杂志，2020，53（3）：168-179.

3. KING J，MURIE B，FANBURG-SMITH J C，et al. Novel FEMASK-score，a histopathologic assessment for destructive Charcot neuropathic arthropathy，reveals intraneural vasculopathy and correlates with progression and best treatment. Ann Diagn Pathol，2020，47：151509.

4. GHANEM K G. Neurosyphilis：a historical perspective and review. CNS Neurosci Ther，2010，16（5）：e157-e168.

（吴雅丽　张依　整理）

病例 30
MRI 表现为胸髓异常信号的脊髓痨

病历摘要

【基本信息】

患者男性，35 岁，主因"双下肢疼痛 5 年，步态不稳 5 个月，下肢麻木 3 个月"于 2021 年 8 月 24 日入院。

现病史：入院前 5 年患者间断出现双下肢疼痛，位置不固定，为闪电样痛，不伴力弱、麻木。入院前 5 个月，出现步态不稳，昼夜一致，行走时无摔倒，坐凳子时曾有摔倒。入院前 3 个月，出现双侧臀部、大腿及双足底麻木，完善腰椎 CT，提示椎管狭窄，给予营养神经、正骨治疗无效。入院前 1.5 个月，出现视物模糊，于眼科就诊发现双眼视神经萎缩。入院前 1 个月，自觉下肢疼痛、步态不稳及麻木症状进行性加重。外院发现血清梅毒抗体阳性，胸椎 MRI

$T_{10\sim12}$ 髓内异常信号。入院前 1 周，出现下肢轻度力弱。入院时患者走路摇晃，需拄拐，脚底有踩鹅卵石感，不可单腿站立，下肢疼痛明显，大量服用加巴喷丁、洛芬待因止痛。近 2 年夜间有尿失禁，大便正常，饮食可，睡眠欠佳，体重无明显变化。

既往史：高血压病史 5 年。

个人史：10 年前有冶游史。每周 2～3 次社交性饮酒，每次饮白酒 250 mL 或啤酒数瓶。配偶及子女梅毒抗体均为阴性。否认类似家族史。

【体格检查】

体温 36.5℃，脉搏 112 次 / 分，呼吸 29 次 / 分，血压 146/92 mmHg。神经系统查体：神清语利，视力粗测正常，双侧瞳孔 3 mm，直接、间接对光反应迟钝，调节反射存在，余脑神经阴性。双下肢肌力 4 级，双上肢共济运动正常，双下肢跟膝胫试验不稳（闭眼加重），闭目难立征阳性，感觉性共济失调步态，肌张力、肌容积正常，无不自主运动。双下肢针刺觉减退，双髋及以下音叉震动觉减退。双上肢腱反射（＋），双下肢腱反射（－），双侧腹壁反射（＋）。双下肢 Babinski 征、双划征阴性。颈软，无抵抗。

【辅助检查】

入院前检查（外院，2021 年 7 月）

头颅 MRI：未见明显异常。颈椎 MRI：$C_{3\sim5}$、$C_{5\sim7}$ 椎间盘膨出。胸髓 MRI：$T_{10\sim12}$ 异常信号（图 30-1）。乙肝表面抗体阳性，丙肝抗体阴性，HIV 抗体阴性，梅毒螺旋体颗粒凝集试验（treponemal pallidum particle agglutination，TPPA）阳性。神经元特异性烯醇化酶轻度增高。

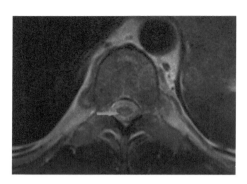

图 30-1　驱梅前胸椎 MRI：$T_{10\sim12}$ 髓内异常信号

入院后检查

血液化验：TPPA（＋），TRUST 1 ∶ 128，FTA-ABS-IgG（＋），FTA-ABS-IgM（＋）。脑脊液化验：TPPA（＋），TRUST 1 ∶ 8，FTA-ABS-IgG（＋），FTA-ABS-IgM（－）。脑脊液常规＋生化：白细胞 53 cells/μL，单核细胞 94%，蛋白质 86.7 mg/dL。胸部 CT：未见明显异常。血尿便常规、生化、甲功全项、凝血、贫血三项、风湿免疫系列、血及脑脊液套氏八项均未见异常。诱发电位：双侧视觉传导通路障碍。双下肢外周段深感觉传导通路障碍。周围神经检查：交感神经功能障碍、副交感神经功能障碍。血 AQP4 抗体：阴性。副肿瘤综合征标志物（脑脊液＋血）：抗 Yo 抗体可疑阳性。PET-CT：未见恶性肿瘤。

【诊断及诊断依据】

诊断：神经梅毒（脊髓痨）；视神经萎缩；神经痛；周围神经病；尿失禁。

诊断依据：患者为青年男性，隐匿起病，急性加重，表现为步态不稳、下肢疼痛、肢体麻木无力、尿失禁、视力减退。

定位诊断：双侧瞳孔对光反应迟钝，调节反射存在，定位于中脑顶盖前区；视神经萎缩、视力下降，定位于视神经；闭目难立征阳性，跟膝胫试验不稳，音叉震动觉减退，定位于深感觉传导通路；针刺觉减退，定位于浅感觉传导通路；双下肢闪电样疼痛，定位于脊神经根；双下肢肌力 4 级，双下肢腱反射未引出，病理征阴性，定位于下运动神经元。综合定位：顶盖前区 + 视神经 + 脊髓 + 周围神经。

定性诊断：青年为男性，有冶游史，血清 TPPA 阳性，TRUST 为 1 ∶ 128。脑脊液 TPPA 阳性，TRUST 为 1 ∶ 8，细胞蛋白增高，神经梅毒诊断明确。隐匿起病，下肢闪电痛、步态不稳，深感觉障碍、腱反射消失、病理征阴性，分型为脊髓痨。

【治疗经过】

确诊神经梅毒后给予青霉素静脉滴注 400 万 U 每 4 小时 1 次，共 14 天 + 苄星青霉素肌内注射 240 万 U 每周 1 次，共 3 次驱梅治疗，并给予维生素 B_1、腺苷钴胺营养神经，加巴喷丁治疗神经痛。

【随访】

3 个月后复诊，患者步态不稳明显缓解，下肢偶有疼痛，肢体麻木完全缓解，走路不需搀扶，可单腿短暂站立，不能长时间活动，尿失禁已消失。

复查胸椎增强 MRI：未见明显异常（图 30-2）。

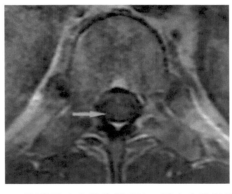

图 30-2　驱梅后 3 个月胸椎 MRI：髓内未见异常信号

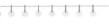

病例分析

脊髓痨属于实质性神经梅毒，常见于发病 10 ～ 30 年的晚期梅毒患者，发病缓慢，主要累及脊髓后根、后索，也可累及脑脊膜、脑神经、自主神经系统等。其病理特点为背根神经元脱髓鞘和变性，可见血管周围浸润的炎细胞及小血管闭塞。常见症状有下肢闪电痛、步态不稳、下肢无力、感觉异常、膀胱直肠功能障碍、性功能障碍及内脏危象，体征可见下肢腱反射减退或消失、下肢深感觉减退或缺失、Romberg 征阳性，部分患者可见阿罗瞳孔、夏科关节和视神经萎缩。脊髓痨的影像学无特异性，但国内外均有文献报道脊髓痨患者 MRI 可见髓内异常信号。Pandey 报告 1 例脊髓痨患者脊椎 MRI 显示脊髓萎缩，T_2WI 呈后索髓内高信号，与脊髓亚急性联合变性的影像学改变相似。本例患者胸椎 MRI 可见 $T_{10 \sim 12}$ 髓内异常信号，与其相似。

对存在脊髓痨表现或同时合并以下情况的患者，需进一步鉴别诊断：①病程缓慢进展伴急性加重，MRI 提示胸髓存在异常信号；②后期出现视物模糊；③长期饮酒；④肿瘤标志物增高，副肿瘤综合征抗体阳性。需鉴别的疾病包括：①视神经脊髓炎谱系疾病：自身免疫介导的炎性脱髓鞘疾病，与水通道蛋白 4 抗体相关。以视神经炎和纵向延伸的长节段横贯性脊髓炎为主要临床特征。急性起病，表现为感觉、运动及尿便障碍，多有根痛。脊髓病变多超过 3 个椎体节段，累及脊髓中央灰质和部分白质，后索易受累。需完善 AQP4 抗体等检查以除外。②副肿瘤性神经综合征：是由恶性肿瘤造成的其远隔部位神经系统损伤的一组综合征。孤立性脊髓病脊髓 MRI 表现为纵向广泛、对称、传导束或灰质特异性异常，抗 CV2/CRMP5 抗体最多见，疾病多见于小细胞肺癌和乳腺癌。肿瘤性小脑病变表现为亚急性起病的躯干和肢体共济失调、构音障碍、眼震，常见抗体为 Yo/Hu/VGCC/VL/CRMP5 抗体。需完善自身免疫相关抗体及副肿瘤综合征相关抗体、PET 等检查以明确。若均为阴性，仍需定期复查相关指标，因部分副肿瘤综合征可在发现肿瘤前出现。③脊髓亚急性联合变性：由维生素 B_{12} 缺乏引起的中枢和周围神经系统变性疾病，主要累及脊髓后索、侧索及周围神经。呈亚急性或慢性起病，表现为双下肢深感觉减退、感觉性共济失调、肌力减退、腱反射亢进及病理征阳性。当周围神经受累时，会出现手套、袜套样感觉障碍，肌张力及腱反射减低。需关注饮酒情况，完善血清维生素 B_{12} 检查。④糖尿病假性脊髓痨：累及脊髓的后根和后索，表现为步态不稳，走路踩棉花感，夜间行走困难，深感觉障碍，闭目难立征阳性，肌张力和腱反射减弱，低段脊髓损害时可出现阳痿和排尿困难。需明确有无糖尿病。

　　梅毒潜伏期长，脊髓痨多呈隐匿起病、缓慢进展，临床表现多样且较为复杂，部分患者无早期梅毒表现，影像学无特异性。该患者以双下肢疼痛起病，误诊为腰椎病 5 年，出现走路不稳、下肢麻木后仍考虑腰椎疾病所致，直至症状明显加重后才考虑可能为其他疾病所致。故临床中对于存在步态不稳、下肢深感觉障碍、闪电样疼痛等症状的患者，应认真查体明确定位，并详细询问病史，切勿遗漏冶游史。对于有冶游史的患者应及早完善感染筛查，如梅毒血清学和脑脊液检测，尽早明确诊断，及时治疗。对于影像学存在脊髓炎性病变的患者，除考虑脱髓鞘病变、副肿瘤综合征、营养代谢异常外，还需警惕感染所致，以免误诊漏诊。例如，本例脊髓痨患者同时合并了胸髓异常信号，在脊髓痨患者中较少见，极易误诊为其他疾病所致脊髓病变，需进行鉴别。

笔记

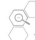

病例点评

该病例属于脊髓痨伴胸髓病变的罕见病例，误诊为腰椎病5年。该病例提示医生一定要认真询问病史，尤其是流行病学史，同时切记感染筛查（有些患者隐瞒病史），一定要熟知疾病的临床表现及诊断标准，做到疾病的早期识别，避免错过最佳治疗时机、影响预后；对于伴发症状较多、有罕见伴发症状的患者，一定要厘清主要疾病及伴随症状，围绕主线展开诊断及鉴别诊断，以免误诊及漏诊。该患者诊断明确后通过精准治疗，疗效显著，随后仍需规律治疗。

（许东梅　首都医科大学附属北京地坛医院）

【参考文献】

1. KHALIL G，SANJAY R，PETER A. The modern epidemic of syphilis. New Engl J Med，2020，382（9）：845-854.

2. 中国免疫学会神经免疫分会.中国视神经脊髓炎谱系疾病诊断与治疗指南（2021版）.中国神经免疫学和神经病学杂志，2021，28（6）：423-436.

3. FRANCESC G，ALBERTO V，SERGIO M，et al. Updated diagnostic criteria for paraneoplastic neurologic syndromes. Neurol-Neuroimmunol，2021，8（4）：e1014.

（马小扬　宋沧霖　整理）

笔记